Dieses Service Journal hält Sie mit aktuellen Informationen über wichtige Entwicklungen auf dem Laufenden. Redaktion und Herausgeber stellen das Wesentliche gut lesbar und praxisgerecht für Sie zusammen.

Das Service Journal ist so konzipiert, dass Sie es ganz nach Ihrem individuellen Bedarf nutzen können. Es ist stabil gebunden, damit Sie es wie eine Zeitschrift lesen und sich auch zu Hause oder unterwegs bequem über das Neueste informieren können.

Der Verlag achtet im Rahmen der redaktionellen Möglichkeit auf eine bedarfsgerechte Zusammenstellung der Seiten zum schnellen Einsortieren. In nur wenigen Minuten aktualisieren Sie Ihr Nachschlagewerk.

Sollten Sie gerade keine Zeit für das Einlegen der neuen Seiten in Ihr Experten System finden, so können Sie das Service Journal an der Lochung einfach vorne in den Ordner einhängen.

Um dieses Service Journal zu einem wertvollen Bestandteil Ihres Springer Experten Systems zu machen, sortieren Sie bitte die Beiträge nach unserer Anleitung ein.

Haben Sie Fragen zu Ihrem Springer Experten System oder zum Service Journal? Gibt es Anregungen oder Wünsche an die Redaktion und die Herausgeber? Wir helfen Ihnen gerne weiter.

Service-Telefon:
freecall 08 00 – 8 63 44 88
Fax: (0 6221) 345–229
E-mail: h.ziegler@springer.de

Das medizinische Gutachten
Service Journal November 2000

November 2000

Editorial

In dieser Nachlieferung steht der Kopf im Mittelpunkt des Interesses.

Zu allererst geht es um die Halswirbelsäule, danach um Haar und Haarverlust und dann um Mund, Kiefer und Gesicht. Bei Haar und Gesicht spielen oft ästhetische Aspekte eine Rolle, und für den Patienten kann die Hilfe eines Psychotherapeuten oder Psychologen sinnvoll sein. Für den medizinischen Gutachter können Anomalien der Nagelform z. B. relevant sein, weil diese in vielen Fällen erworben sind und ein Indiz für interne Erkrankungen sein können. Minderung der Erwebsfähigkeit und Prognose sind hier wie bei Bindegewebserkrankungen, die zum Teil ständig unter ärztlicher Kontrolle stehen müssen, von den bestehenden Organerkrankungen abhängig.

Die Wirbelsäule ist von zentraler Bedeutung für den menschlichen Bewegungsapparat. Die Folge der Beiträge zu diesem für die Begutachtung sehr wichtigen Teil wird mit einem Beitrag zu den Verletzungen der Wirbelsäule begonnen, wie sie z. B. bei Autounfällen auftreten. Dabei spielt ganz besonders die Halswirbelsäule eine große Rolle. Da immer wieder durch Überbewertung von Beschwerden im Nackenbereich versucht wird, Leistungen von den Versicherungen zu erlangen, ist eine genaue Prüfung durch den Gutacher hier besonders wichtig.

Die Herausgeber

Das medizinische Gutachten
Service Journal November 2000

Auf einen Blick

▌ Bewegungsapparat

Die vorliegende Lieferung enthält einen ersten Beitrag zum Bewegungsappa-rat. Wir beginnen mit Verletzungen der Wirbelsäule, wobei dem so genannten HWS-Schleudertrauma viel Beudeutung beigemessen wird. Weil medizinische Laien und Fachleute hier sehr divergent urteilen, kommt es leicht zu Missver-ständnissen und Misshelligkeiten.

Die Haftpflichtversicherungen wenden jährlich hohe Summen für HWS-Verletzungen nach Verkehrsunfällen auf, so dass durch Verletzungen im HWS-Bereich ein erheblicher volkswirtschaftlicher Schaden entsteht.

Leider treten bei Verletzungen der oberen HWS häufig Komplikationen auf, so dass die Frühletalität außerordentlich hoch ist. Die Zusatzverletzungen finden sich hauptsächlich an Kopf, Thorax und Gliedmaßen.

▌ Haut

In der Lieferung vom August war die Sammlung um den Beitrag *Haut* erwei-tert worden. Jetzt wird dieser Teil Ihres Sammelwerks mit Beiträgen zu den Hautanhangsgebilden, wie Nägel und Haaren vervollständigt.

Obwohl Nägel und Haare nicht zu den schwerwiegensten medizinischen Problemen gehören, so können doch Anomalien der Nagelform ein Indiz für interne Erkrankungen sein und auch die Ausübung einiger Berufe beeinträch-tigen.

Haarausfall kann erhebliche psychische Probleme hervorufen, besonders wenn auch Augenbrauen und Wimpern fehlen. Dann kann, insbesondere bei Frauen, eine Einschätzung der MdE um 50% angemessen sein.

❚ Mund-Kiefer-Gesichts-Chirurgie

Die Mund-Kiefer-Gesichts-Region ist ebenso durch Erkrankungen oder angeborene Fehlbildungen, wie durch Verletzungen und leider auch durch ärztliche Behandlungsfehler oft Gegenstand medizinischer Begutachtungen verschiedenster Art.

Da in dieser Region fast alle Sinnesorgane und eine Vielzahl der Nerven liegen, ist auch eine große Zahl medizinischer Fachgebiete bei Schäden im Mund-Kiefer-Gesichts-Bereich involviert. Bei schweren Traumen und langen Krankenhausaufenthalten wird nicht immer das Gebiss ausreichend beachtet, was zu einem gerichtlichen Nachspiel führen kann. Ohnehin ist die Begutachtung von Zahnverlust und Zahnersatz, Entzündungen und Verletzungen besonders häufig. Drei Mustergutachten geben als Anhang am Ende des Beitrags Beispiele und Hilfestellungen zur Abfassung eigener Gutachten.

Außerdem gibt der Beitrag Ratschläge zum Verhalten vor Gericht bei eigenen rechtlichen Auseinandersetzungen.

Das medizinische Gutachten
Anleitung zum Einsortieren

Sehr geehrte Abonnentin, sehr geehrter Abonnent,

mit diesem dritten Service Journal wird ihr Expertensystem „Das medizinische Gutachten" auf den neuesten Stand gebracht. Mithilfe der folgenden Übersicht lassen sich die neuen Beiträge leicht am richtigen Platz einordnen.

Grundwerk **Das nehmen Sie heraus**	Anzahl der Seiten	Folgelieferung **Das ordnen Sie ein**	Anzahl der Seiten
Titelblatt (Stand August 2000)	2	Titelblatt (Stand November 2000)	2
Das bisherige Inhaltsverzeichnis *(Seite III–IV)*	2	Das neue Inhaltsverzeichnis *(Seite III–IV)*	2
Die alte Übersicht in Vorbereitung befindlicher Themen *(Seite V–VI)*	2	Die neue Übersicht in Vorbereitung befindlicher Themen *(Seite V–VI)*	2
Teil 1 Einführung			
1 ▌ 02 Stichwortverzeichnis *(Seite 1–8)*	8	**1 ▌ 02** Stichwortverzeichnis *(Seite 1–9)*	9
1 ▌ 03 Abkürzungsverzeichnis *(Seite 1–5)*	5	**1 ▌ 03** Abkürzungsverzeichnis *(Seite 1–5)*	5
1 ▌ 04 Autorenverzeichnis *(Seite 3–5)*	3	**1 ▌ 04** Autorenverzeichnis *(Seite 3–5)*	3
Teil 8 Bewegungsapparat			
		Das neue Registerblatt Teil 8	
		Das neue Inhaltsverzeichnis von Teil 8 *(Seite 1)*	1
		8 ▌ 04 Das neue Kapitel „Verletzungen der Wirbelsäule"	41

November 2000

H. Dörfler, W. Eisenmenger, H.-D. Lippert (Hrsg.)

Das medizinische Gutachten

Rechtliche Grundlagen
Relevante Klinik
Praktische Anleitung

November 2000

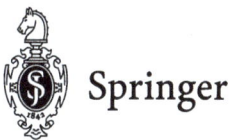

Springer

Prof. Dr. Hans Dörfler
Klinikum der Ludwig-Maximilians-Universität
Medizinische Poliklinik Innenstadt
Pettenkoferstraße 8 a, 80336 München

Prof. Dr. Wolfgang Eisenmenger
Institut für Rechtsmedizin
der Ludwig-Maximilians-Universität
Frauenlobstraße 7 a, 80337 München

Dr. jur. Hans-Dieter Lippert
Schwerpunkt Medizinrecht/Medizinethik
Abteilung Rechtsmedizin, Universitätsklinikum Ulm
Albert-Einstein-Allee 47, 89069 Ulm

Geschäftliche Post bitte ausschließlich
an Springer-Verlag GmbH & Co., Auslieferungsgesellschaft
Kundenservice, zu Händen von Frau Heike Ziegler
Haberstr. 7, 69126 Heidelberg, Fax (06221)345-229

ISBN 978-3-540-41308-0   ISBN 978-3-662-26498-0 (eBook)
DOI 10.1007/978-3-662-26498-0

Redaktion: Dr. phil. Anna-Luise Jordan, Jahnstraße 32, 69221 Dossenheim
Ansprechpartner im Verlag: Jörg Engelbrecht, Heidelberg

Herstellung: PRO EDIT GmbH, Heidelberg
Umschlaggestaltung: de'blik, Berlin
Datenkonvertierung: K+V Fotosatz GmbH, Beerfelden

Gedruckt auf säurefreiem Papier   SPIN 10735974   22/3130/Di

Inhaltsverzeichnis

November 2000

Inhaltsverzeichnis

In Vorbereitung befindliche`Themen

November 2000

V

Geplante Themen

Operationsfähigkeit
Vergiftungen
Infektionskrankheiten
Besonderheiten bei Kindern
Umweltbedingte Erkrankungen

Stichwortverzeichnis   1 ∎ 02

November 2000

Abkürzungsverzeichnis

ACE	Angiotensin-Conversionsenzym
ACTH	Adrenokortikotropes Hormon
ADO	Arbeitsgemeinschaft Dermatologische Onkologie
AFP	Alpha-Fetoprotein
ALT	Alaninamino-Transferase (= GPT)
AMA	Antimitochondriale Antikörper
ANA	Antinukleäre Antikörper
AP	Alkalische Phosphatase
Arb GG	Arbeitsgerichtsgesetz
ASR	Achillessehnenreflex
ATS	American Thoracic Society
AUB	Allgemeine Unfallversicherungsbedingungen
BAGE	Entscheidungen des Bundesarbeitsgerichts
BAT	Bundesangestelltentarifvertrag
BayLSG	Bayrisches Landessozialgericht
BBG	Bundesbeamtengesetz
BGB	Bürgerliches Gesetzbuch
BGBl	Bundesgesetzblatt (Teil 1)
BGHSt	Entscheidungen des Bundesgerichtshofs in Strafsachen
BGHZ	Entscheidungen des Bundesgerichtshofs in Zivilsachen
BK	Berufskrankheit
BKV	Berufskrankheitenverordnung
BNTV	Bundesnebentätigkeitsverordnung
BRRG	Beamtenrechtsrahmengesetz
BSG	Bundessozialgericht
BSGE	Entscheidungen des Bundessozialgerichts
BU	Berufsunfähigkeit

BVErfGE	Entscheidungen des Bundesverfassungs-gerichts
BVG	Bundesversorgungsgesetz
BWS	Bruswirbelsäule
CDLE	Chronisch diskoider Lupus erythematodes
CK	Creatinkinase
CRH	Corticotropin Releasing Hormon
CT	Computertomografie
DCCT	Diabetes control and complications trial
DHEA	Dehydroepiandrosteron
DM	Diabetes mellitus
DNA	Desoxyribonukleinsäure
EBV	Ebstein-Barr-Virus
EKG	Elektrokardiogramm
EMB	Endomyokardbiopsie
EOS	Endorganschaden
Erl. zu	Erläuterungen zu
ERS	European Respiratory Society
EStG	Einkommenssteuergesetz
EU	Erwerbsunfähigkeit
E.U.	Europäische Union
FGG	Gesetz über die freiwillige Gerichtsbarkeit
FPG	Fasting plasma glucose
GAD	Glutamic Acid Decarboxylase
GdB	Grad der Behinderung
GDM	Gestational diabetes mellitus
GERD	Gastro-esophagus-reflux disease
GG	Grundgesetz
GOÄ	Gebührenordnung für Ärzte
GUV	Gesetzliche Unfallversicherung
HAV	Hepatitis-A-Virus
HBV	Hepatitis-B-Virus
HCG	Human Chorion Gonadotropin

HCV	Hepatitis-C-Virus
HDV	Hepatitis-D-Virus
HLA	Human Leucocyte Antigen
HNO	Hals-Nasen-Ohren
HPT	Hyperparathyreoidismus
HPV	Human Pappiloma Virus
HRCT	High Resolution Computertomografie
HWS	Halswirbelsäule
IAA	Insulinautoantikörper
ICA	Insulinzellautoantikörper
ICR	Interkostalraum
IDDM	Insulin Dependent Diabetes Mellitus
IFG	Impaired Fasting Glucose
IgE	Immunglobulin E
IGT	Impaired Glucose Tolerance
IHK	Industrie- und Handelskammer
ILO	International Labour Organisation
IM	Intestinale Metaplasie
IVUS	Intravasale Ultraschallsonografie
KHK	Koronare Herzkrankheit
KOV	Kriegsopferversorgung
LAG	Landesarbeitsgericht
LBG	Landesbeamtengesetz
LBG bw	Landesbeamtengesetz Baden-Württemberg
LBP	Leberblindpunktion
LDH	Lactatdehydrogenase
LG	Landgericht
LKG	Lippen-Kiefer-Gaumen
LKM	Liver-Kidney-Mikrosomale Antikörper
LNTVO	Landesnebentätigkeitsverordnung
LSG	Landessozialgericht
LWS	Lendenwirbelsäule
MdE	Minderung der Erwerbsfähigkeit

MDK	Medizinischer Dienst der Krankenkassen
MedGV	Medizingeräteverordnung
MKG	Mund-Kiefer-Gesicht
MODY	Maturity Onset Diabetes in the Young
MÖT	Mitralöffnungston
MR	Magnet-Resonanz
MRDM	Malnutrition related Diabetes Mellitus
MRT	Kernspin
NIDDM	Non insulin dependent Diabetes Mellitus
NNM	Nebennierenmark
NNR	Nebennierenrinde
NYHA	New York Heart Association
ODTS	Organic Dust Toxic-Syndrom
OGTT	Oraler Glukosetoleranztest
OLG	Oberlandesgericht
ÖPNV	Öffentlicher Personennahverkehr
OrthVO	Orthopädie Verordnung
OVG	Oberverwaltungsgericht
PBC	Primär biliäre Zirrhose
PDT	Photodynamische Therapie
PEG	Perkutane Gastrostomie
PET	Positronen-Emissionstomografie
PflRi	Pflegebedürfigkeitsrichtlinien
ProdHaftG	Produkthaftungsgesetz
PTCA	Perkutane transluminale Koronarangioplastie
PTH	Parathormon
RG	Reichsgericht
RGZ	Entscheidungen des Reichsgerichts in Zivilsachen
RNA	Ribonukleinsäure
Rz	Randziffer
SchwbG	Schwerbehindertengesetz

SEP	Stomatognath evozierbares Potenzial
SGB	Sozialgesetzbuch
SGB I	Sozialgesetzbuch Teil 1
SGG	Sozialgerichtsgesetz
SGOT	Serum-glutamat-oxalat-Transaminase
SGPT	Serum-glutamat-pyruvat-Transaminase
SHT	Schädelhirntrauma
SR	Sonderregelung
StGB	Strafgesetzbuch
STH	Somatotrophes Hormon
StPO	Strafprozessordnung
TIA	Transitorisch ischämische Attacke
TNM	Tumorgröße, Lymphknotenbefall, Metastasen
TSH	Thyreoidea-stimulierendes Hormon
UICC	International Union against Cancer
UrhG	Urheberrechtsgesetz
UStG	Umsatzsteuergesetz
VC	Vitalkapazität
VES	Ventrikuläre Extrasystolen
VLDL	Very Low Density Lipoproteins
VwGO	Verwaltungsgerichtsordnung
VwVfG	Verwaltungsverfahrensgesetz
WBO	Weiterbildungsordnung
WHO	World Health Organisation
ZNS	Zentralnervensystem
ZPO	Zivilprozessordnung
ZSEG	Gesetz über die Entschädigung von Zeugen und Sachverständigen

November 2000

Weitere Autoren

∎ *Prof. Dr. Xaver Baur*
BGFA
Bürkle de la Camp Platz 1
44789 Bochum

∎ *Prof. Dr. Bernhard O. Böhm*
Abteilung Innere Medizin 1,
Sektion Endokrinologie
Universitätsklinik Ulm
Robert-Koch-Straße 8
89070 Ulm

∎ *Prof. Dr. Gerd Bönner*
Reha Klinik Lazariterhof
Herbert-Hellmann-Allee 38
79189 Bad Krozingen

∎ *Prof. Dr. Volker Bühren*
Berufsgenossenschaftliche Unfallklinik
Professor-Küntscher-Straße 8
42418 Murnau

∎ *Prof. Dr. Henning Dralle*
Klinik und Poliklinik für Allgemeinchirurgie
Martin-Luther-Universität Halle-Wittenberg
Klinikum Kröllwitz
Ernst-Grube-Straße 40
06097 Halle

∎ *Prof. Dr. Josef Eisenburg*
Habenschadenstr. 37a
82049 Pullach im Isartal

Prof. Dr. Wolfgang Grabner
Gastroenterologie-Endokrinologie
Klinikum St. Elisabeth
St.-Elisabeth-Str. 23
94315 Straubing

Prof. Dr. Manfred Haslbeck
Forschergruppe Diabetes
III. Medizinische Abteilung
Krankenhaus München-Schwabing
Kölner Platz 1
80804 München

Prof Dr. med. dent. Dr. h.c. Erich Körber
ehem. Direktor der Poliklinik für Prothetik
Zentrum für Zahn-, Mund- und Kieferheilkunde
der Universität Tübingen
Osianderstr. 2–8
72076 Tübingen

Prof. Dr. Eckhard Kreuzer
Klinik für Herzchirurgie
Kliniken der Ludwig-Maximilians-Universität
Marchioninistr. 15
81377 München

Dr. Peter Schittig
Berufsgenossenschaftliche Unfallklinik
Professor-Küntscher-Straße 8
82418 Murnau

▌ *Prof. Dr. Helmut Schmitz*
Klinik im Alpenpark
Defregger-Weg
83707 Bad Wiessee

▌ *PD Dr. Peter Schulze*
Klinik für Dermatologie, Venerologie
und Allergologie mit Asthmapoliklinik
Universitätsklinik Charité der Humboldt-Universität
Berlin
Schumannstr. 20/21
10117 Berlin

▌ *Prof. Dr. Dr. med. Dr. h.c. mult. Norbert Schwenzer*
ehem. Direktor der Klinik und Poliklinik
für Mund-, Kiefer- und Gesichtschirurgie
der Universität Tübingen
Osianderstr. 2–8
72076 Tübingen

▌ *Dr. Gundula Sigl*
Klinik im Alpenpark
Defregger-Weg
83707 Bad Wiessee

▌ *Prof. Dr. Wolfram Sterry*
Klinik für Dermatologie, Venerologie und
Allergologie mit Asthmapoliklinik
Universitätsklinik Charité der Humboldt-Universität
Berlin
Schumannstr. 20/21
10117 Berlin

November 2000

Das medizinische Gutachten

8. Bewegungsapparat

Inhalt

November 2000

Verletzungen der Wirbelsäule

Volker Bühren, Peter Schittig

November 2000

INHALTSÜBERBLICK

Gesicherte ärztliche Erfahrung stützt sich auf Kenntnis und Behandlung von vielen vergleichbaren Schadensereignissen und Schadensfolgen. Zur Lösung einer gutachterlichen Problematik können Hypothesen und von Laien favorisierte medizinische Modeanschauungen nichts beitragen. Außerdem sind interdisziplinäre Missverständnisse möglich, wie sie im folgenden Kapitel gestreift werden.

Am Ende dieses Beitrags wird auf definitorische Fragen der Unfallproblematik eingegangen und Feststellungen zum Unfallablauf werden aufgelistet mit besonderer Berücksichtigtun des so genannten „HWS-Schleudertraumas". Das „HWS-Schleudertrauma" wird wegen der Häufigkeit der Begutachtung und der divergenten Einschätzung zwischen medizinischen Laien und Fachleuten in einem eigenen Abschnitt besprochen. Jährlich wenden die Haftpflichtversicherungen rund 1 Milliarde DM für HWS-Verletzungen nach Verkehrsunfällen auf.

Verletzungen der oberen HWS gehen mit schweren neurologischen und vaskulären Komplikationen einher, so dass die Frühletalität hier außerordentlich hoch ist. Der größte Teil der Verletzten mit thorakolumbalen Wirbelfrakturen weisen Zusatzverletzungen an Kopf, Thorax und Gliedmaßen auf.

Eine Vielzahl von Hilfen können für die Rehabilitation in Anspruch genommen, und durch Umbauten können Fahrzeuge für Querschnittsgelähmte nutzbar gemacht werden.

Anhand eines Beispiels werden Haftungsunterschiede zwischen der gesetzlichen und der privaten Unfallversicherung dargestellt.

8 ∎ 04 | 01   **Nomenklatur und Ätiopathogenese**

Das intervertebrale Bewegungssegment

Nach Junghanns (1955) lassen sich komplexe Bewegungs-
abläufe der Wirbelsäule auf die morphologisch-funktio-
nelle Einheit eines intervertebralen Bewegungssegments
reduzieren.

Es umfasst jeweils das Bandscheibenfach, die kleinen
Wirbelgelenke (Facettengelenke), die ligamentären und
muskulären Verbindungen sowie den lokalen Abschnitt
des Wirbelkanals unter Einschluss der neurogenen Strukturen (Abb. 1).

Da der Aufbau der Wirbelsäule abschnittsweise differenziert ist, nehmen die entsprechenden Bewegungssegmente morphologisch an dieser Differenzierung teil.

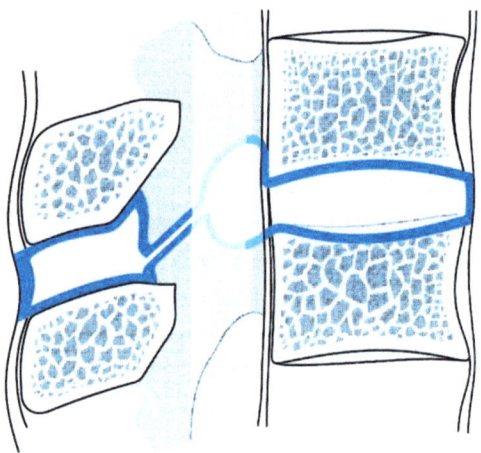

Abb. 1: Intervertebrales Bewegungssegment nach Junghanns

Die Kinematik der Wirbelsäule

Die Bewegungen der Wirbelsäule können aktiv durch Muskelkraft eingeleitet werden; sie können auch durch passiven Einfluss äußerer Kräfte entstehen.

Die Normalwerte für die Größe der Bewegungsausschläge unterliegen individuellen Schwankungen, sie sind zudem vom Alter abhängig.

Um den segmentalen Bewegungsablauf im Raum zu erfassen, wird ein dreidimensionales Koordinatensystem in das Zentrum gelegt, um so die möglichen drei translatorischen und drei rotatorischen Bewegungen um die x-, y- und z-Achse zu beschreiben. Zum normalen Bewegungsausmaß der verschiedenen Abschnitte der Wirbelsäule vgl. Tabelle 1a bis e.

Die speziellen, d.h. segmentbezogenen morphologischen Differenzierungen lassen unter physiologischen Bedingungen eine Koppelung der Kinematik erkennen. So entsteht im zervikalen und oberen thorakalen Abschnitt bei Seitneigung eine gekoppelte Rotationsbewegung, während im unteren thorakalen Abschnitt die Flexion mit einer geringgradigen Axialrotation gekoppelt ist.

Die Bewegungskopplung wird von der Form der Wirbelsäule und von der Stellung der jeweiligen Facettengelenke bestimmt.

Wirbelsäulenverletzungen entstehen durch Einwirkung unterschiedlicher Kräfte und Momente, die ein Bewegungssegment in der jeweiligen Funktionsstellung treffen. Unterschiedliche Verletzungsmuster entstehen in Abhängigkeit von Faktoren wie

▌ anatomische Stellung,

▌ Materialkonstanten der Knochen und Weichteile,

▌ Ansatzpunkt und Richtung der einwirkenden Kraft.

November 2000

Bewegungen der Wirbelsäule können aktiv oder passiv um drei Achsen erfolgen

Gekoppelte Bewegungen

Faktoren verschiedener Wirbelsäulenverletzungen

Tabelle 1: Bewegungsausmaße der Wirbelsäule	
Bewegung	**Ausmaß – Mittelwert**
a) Obere HWS (Kopfgelenke)	
Flexion/Extensionsamplitude 40°	40°
Unilat. Rotation	50°
Unilat. Seitneigung	10°
Translation	gering
b) Untere HWS (C2/3–C7/T1)	
Flexion/Extension, pro Segment	10–15°
Unilat. Rotation, pro Segment	10°
Unilat. Seitneigung, pro Segment	5–10°
Translation	gering
c) BWS	
Flexion/Extension, pro Segment	5°
Unilat. Rotation, pro Segment	2–5°
Unilat. Seitneigung, pro Segment	5°
d) Thorakolumbaler Übergang (T11–L2)	
Flexion/Extension	30°
Unilat. Rotation	10–25°
e) Untere LWS (L3–L5/S1)	
Flexion	40°
Extension	16°
Unilat. Rotation	6°
Unilat. Seitneigung	20°

Die häufigsten Unfallereignisse sind Kollisionen im Straßenverkehr, Stürze aus größerer Höhe sowie Sport- und Badeunfälle.

Die Zahl der in Deutschland pro Jahr zu behandelnden Wirbelsäulenverletzungen wird derzeit auf etwa 4000 geschätzt.

Begleitverletzungen
im BWS-Bereich

- Als Begleitverletzungen im BWS-Bereich finden sich
- Fraktur des Schultergürtels,
  des Sternum,

▎ Rippenserienbruch,

▎ Hämato- und/oder Pneumothorax.

Beckengurtbedingt kann ein Pkw-Insasse eine Flexions-
distraktionsverletzung der oberen LWS mit einer Mitver-
letzung der Oberbauchorgane erleiden, wie Jejunumrup-
turen oder Pankreas- und Leberläsionen.

Der medizinische Sachverständige muss ferner die Erkenntnisse der traumatologischen Erfahrung berücksichtigen. Rund 70–80% der Verletzten mit thorakolumbalen
Wirbelfrakturen weisen Zusatzverletzungen wie Kopf-,
Thorax- und Gliedmaßenverletzungen auf. Bei Verletzungen im Bereich der unteren HWS treten derartige Kom-
binationsverletzungen zu etwa 30% auf. Wirbelsäulenverletzte mit Zusatzverletzungen weisen seltener neurologische Läsionen auf als die Opfer mit isolierten Wirbelsäulenverletzungen (Saboe et. al 1991).

Bei der gutachterlichen Bewertung der Wirbelsäulenverletzungen empfiehlt es sich, der Systematik der Traumatologie zu folgen, aus der Ausmaß und Schwere der
Verletzung hervorgehen.

Verletzungen der oberen HWS (C0–C2) sind zum großen Teil mit schweren neurologischen und vaskulären
Komplikationen behaftet, so dass die Frühletalität außerordentlich hoch ist.

Multizentrische Studien beweisen, dass traumatische
Lähmungsfolgen in 15–20% bei Frakturen der BWS und
LWS-Region und in 40% bei Verletzungen der HWS auftreten. Letztgenannte Läsionen lokalisieren sich vornehmlich
im Segment C5/6. Auf Grund biomechanischer Bedingungen und eines ungünstigen Verhältnisses zwischen der
Weite des Wirbelkanals und dessen Inhalt ist das neurologische Mitverletzungsmuster außerordentlich hoch.

*Zusatzverletzungen
in bis zu 70–80%
aller Fälle*

*Hohe Frühletalität
bei neurologischen
und vaskulären
Komplikationen*

Lähmungen

BWS und LWS werden in den thorakalen Bereich T1 bis T10, in den thorakolumbalen Übergang T11 bis L2 und in den unteren lumbalen Anteil von L3 bis L5 differenziert. Biomechanisch betrachtet, wird der thorakale Anteil hierbei durch den Brustkorb stabilisiert, sodass etwa 50% aller thorakolumbalen Frakturen den Übergangsbereich T11/L2 betreffen.

Auf die funktionelle Bedeutung des Übergangs wurde bereits hingewiesen. Er stellt eine in allen Freiheitsgraden äußerst mobile Verbindung zwischen Brustkorb und Beckenring dar.

Der kaudale Abschnitt der LWS ist auf Grund des morphologischen Aufbaus und der starken ligamentären Verspannung zum Becken hin in der Beweglichkeit seiner einzelnen Segmente eingeschränkt. Das bedeutet, dass posttraumatische Deformitäten hier nur in einem geringeren Maß kompensiert werden können.

Instabilitätsgrad einer Verletzung

Es ist zunächst Aufgabe des ärztlichen Therapeuten, den jeweiligen Instabilitätsgrad nach Eintritt einer Wirbelsäulenverletzung festzustellen und zu definieren.

Die traumatologische Literatur kommentiert hierzu unterschiedliche Begriffe, wie *anatomische, klinische, mechanische Instabilität*. Diese Begriffsbestimmungen dienen zunächst einer Indikationsstellung im Behandlungskonzept, da z.B. hochgradig instabile Verletzungsformen außer bedeutsamen Fehlstellungen auch neurologische Komplikationen erwarten lassen.

Unter gutachterlichem Aspekt ist die Kenntnis über das primäre Ausmaß der Wirbelsäulenverletzung bedeutsam, weil sie die spätere Beurteilung einer möglichen Richtung und den Grad verbliebener Instabilitäten erlaubt.

Für den Brust-Lendenwirbelsäulenabschnitt wurden bereits vor mehr als fünf Jahrzehnten durch Magnus, Lob und Böhler Klassifikationen vorgestellt, die sich bei konservativem Vorgehen am Ausheilungsergebnis orientierten. Später wurden durch den Einsatz von CT-Untersuchung weitere Erkenntnisse über Verletzungsformen gewonnen. Mit der Vorstellung des *Zweisäulenkonzepts* durch Whitesides (1977) und des *Dreisäulenkonzepts* durch Denis (1983) versuchte man, der Einteilung einer traumatisch bedingten Instabilität gerecht zu werden.

Klassifikation der Wirbelsäulenverletzungen nach Magerl

Magerl et al. (1994) stellen eine Einteilung vor, die sich auf pathomorphologische Kriterien und auf die hierfür typischen Verletzungsformen stützt.

Es werden drei Hauptgruppen unterschieden (nach Magerl et al. 1994):

Klassifikation nach pathomorphologischen Kriterien

- Typ A – Kompressionsverletzungen,
- Typ B – Distraktionsverletzungen,
- Typ C – Rotationsverletzungen.

Da diese Klassifikation im Regelfall durch den Einsatz allseits verfügbarer Diagnostika wie Röntgen oder CT vorgenommen werden kann und sie zudem durch Bildung von Untergruppen auch die Verletzungsschwere skaliert, ist sie im klinischen Alltag üblich und sollte auch Grundlage einer Begutachtung von Wirbelsäulenverletzungen sein.

Der Gutachter muss seine Beurteilung in Kenntnis der ärztlichen Erstdokumentationen und des angegebenen Schadensablaufs treffen und entscheiden, ob der angegebene und beschriebene Ablauf geeignet war, die festgestellte Verletzung hervorzurufen.

Untersuchungsmethoden und -kriterien

Es entspricht den Prinzipien einer chirurgisch-orthopädischen Begutachtung, Funktionseinbußen zu objektivieren.

Die Beurteilung der Wirbelsäulenverletzung ist somit nach denselben Kriterien vorzunehmen, wie sie in der Begutachtung anderer Folgeschäden üblich ist. Es gilt, das Ausmaß des Funktionsverlustes zu beurteilen, den Grad der posttraumatischen Deformierung und den Grad der Stabilität/Instabilität im Verletzungsniveau festzustellen. Da die einzelnen segmentalen Bausteine in ihrer Funktion unterschiedlich und individuell beansprucht werden, ist zudem der Grad eines evtl. unfallunabhängig vorliegenden Vorschadens zu berücksichtigen.

Klinische Untersuchung

Zu berücksichtigen sind hier vor allem

- die körperliche Untersuchung,
- die Zugangsmorbidität bei operativen Behandlungsverfahren.

Die körperliche Untersuchung orientiert sich an dem Messblatt für die Wirbelsäule (Neutral-o-Methode). Ergänzend werden das Verhalten der angrenzenden Bewegungssegmente, der allgemeine Bewegungsablauf sowie Muskeltonus und auslösbare Schmerzphänomene an Knochen und Muskulatur angegeben (vgl. Abb. 2a bis f).

►

Abb. 2 a–f: Messblatt für die Wirbelsäule. **a** HWS, Vor- und Rückneigen. **b** HWS, Seitneigen rechts und links. **c** HWS, Drehen rechts und links. **d** BWS/LWS, Vor- und Rückneigen, Finger-Boden-Abstand in cm. **e** Drehen im Sitzen rechts und links. **f** OTT DF C7/30 cm kaudal; SCHOBER DF S1/10 cm kaudal

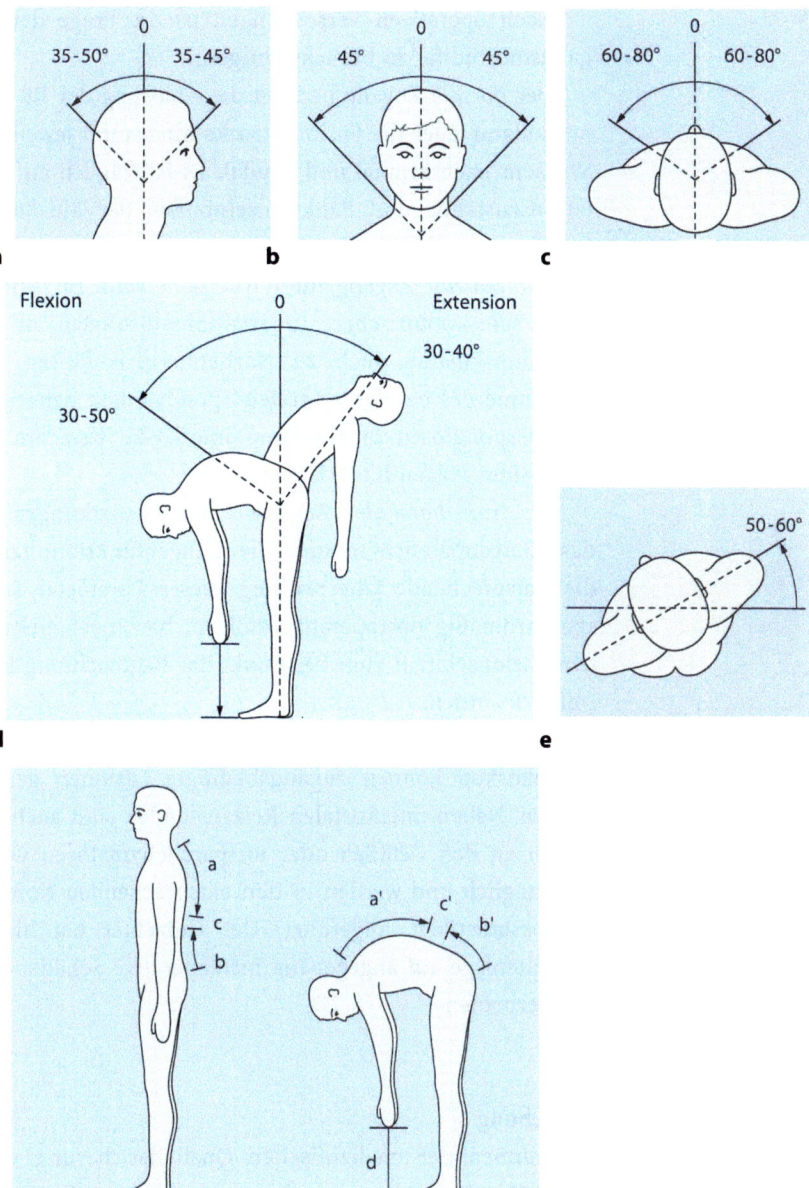

Die Zugangs-
morbidität

Nach operativen Versorgungen ist die Frage der Zugangsmorbidität zu berücksichtigen:

Der *dorsale* Zugang bedingt die Ablösung der Rückenmuskulatur über die Fusionsstrecke hinaus um jeweils ein Segment nach kranial und kaudal. Es ist folglich auf Irritationszustände und Funktionseinbußen der Muskulatur zu achten.

Der *ventrale* Zugang zur Wirbelsäule kann zu segmentalen sensomotorischen Innervationsstörungen an der Bauchmuskulatur, auch zu Narbenhernien führen. Die Entnahme des bei der ventralen Spondylodese benötigten kortikospongiösen Blocks kann interkostal bzw. am Beckenkamm Folgen hinterlassen.

Ein *transthorakaler* Zugang kann Auswirkungen auf das Lungenparenchym und die Lungenfunktion haben; die entsprechende Überprüfung dieser Parameter sollte standardmäßig postoperativ erfolgen, bzw. nach bekanntem Läsionseintritt zum Zeitpunkt der Begutachtung kontrolliert werden.

Auch bei
minimalinvasivem
Vorgehen sind
Läsionen möglich

Aber auch bei minimalinvasivem Vorgehen z.B. via Thorakoskop können zugangsbedingte Läsionen gesetzt werden. Neben interkostalen Reizzuständen sind auch Läsionen an den Gefäßen oder an parenchymatösen Organen möglich und werden in den entsprechenden Komplikationsstatistiken aufgeführt. Der Gutachter hat hierzu die Aktenlage auf angegebene intraoperative Schäden hin zu überprüfen.

Bildgebung

Im Rahmen der medizinischen Qualitätssicherung wird das frühe Behandlungsergebnis mit Röntgenübersichtsaufnahmen der Wirbelsäule zentriert auf das Verletzungsniveau dokumentiert. Zum Zeitpunkt der Begutachtung ist eine Kontrolle zu fordern.

Die erweiterte Bildgebung (CT/NMR) lässt die Beurteilung der knöchernen Reposition und Konsolidierung bzw. bei operativem Vorgehen eine Beurteilung des Implantatsitzes und der Rückenmarkverhältnisse zu.

Röntgen und CT

Der Einsatz szintigrafischer Verfahren ergibt keinen zusätzlichen Informationsgewinn.

Unter gutachterlichem Aspekt werden folgende Aussagen zum objektivierbaren Folgezustand wesentlich:

▌ Die Beurteilung der Wirbelsäulenachse im Raum;

Fehlstellung
der Wirbelsäule

— Bestimmung einer kyphotischen Fehlstellung mit Angabe des Grund-Deckplattenwinkels,

— Bestimmung einer skoliotischen Fehlstellung mit dem Krümmungswinkel nach Cobb (s. Abb. 3 a),

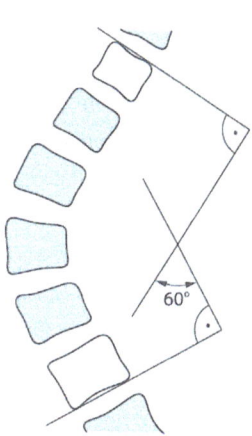 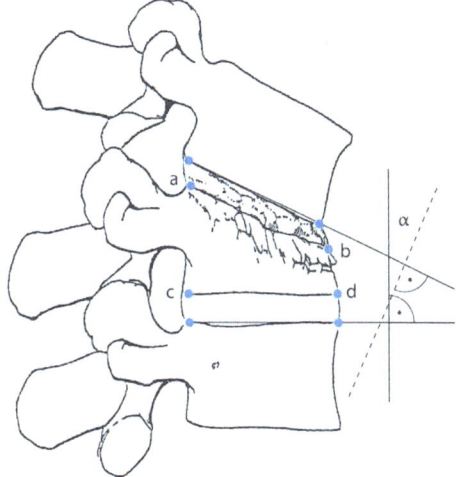

Skoliosewinkel nach COBB   Grund- und Deckplatten-Winkel

a   **b**

Abb. 3: a Skoliosewinkel nach Cobb. **b** Grund- und Deckplattenwinkel

— Beschreibung einer ggf. translatorischen-rotatori-
schen Fehlstellung;

∎ Beurteilung der Fraktur bzw. Fusionsdurchbauung;
(vgl. Abb. 3 b)

— eine manschettenförmige knöcherne Klammer
(Spondylose) gilt als Bestätigung der stabilen Konsolidierung,

— radiologische Hinweise auf segmentale Instabilitäten sind durch Funktionsaufnahmen zu belegen,

— Prüfung der benachbarten Segmente auf sekundäre
Arthrosezeichen (Deckplattensklerose, Spondylarthrose).

8 ∎ 04 | 03

Zusammenhangsfragen

Die kausale Differenzierung rechtlich begründeter An-
spruchsarten fordert nicht nur die Feststellung von Tatsa-
chen an sich, sondern auch deren Zuordnung zur jeweiligen Anspruchsart.

Da Gesundheitsschäden ein multifaktorielles Produkt
von endogenen und exogenen Ursachen sein können, ist
der Gutachter gehalten zur Klärung der Zusammenhangsfrage einen eventuellen Vorschaden abzuklären und dessen Mitwirkung zum eingetretenen, d. h. unfallbedingten
Schaden einzuschätzen.

Eine Festigkeitsminderung der Wirbelknochenmasse
kann zu assoziierten Frakturen führen. Diese als Spontan-
verformung, Spontanfraktur oder pathologische Fraktur
auftretenden Läsionen sehen wir bei

∎ Osteoporose,

∎ Knochentumoren,

∎ Osteogenesis imperfecta,

∎ Morbus Bechterew u. a.

Die in gutachterlichen Kommentaren häufig angestellte
Überlegung, dass es auch ohne das gegenständliche Ereignis zu einem gleichartigen Schaden hätte kommen
können (Gelegenheitsursache), hält einer Prüfung häufig
nicht stand.

Der Sachverständige hat alle Bedingungen, den Ablauf
des Schadensereignisses und seine Folgen individuell zu
prüfen und hiernach sein Gutachten abzufassen.

Dass diese Beurteilung je nach Anspruchsart zu unterschiedlichen Ergebnissen führen kann, soll folgendes Bei-
spiel zeigen.

Je nach Anspruchsart
führen Vorschaden
zu unterschiedlichen
Ergebnissen

FALLBEISPIEL

Ein Bechterew-Kranker erleidet bei einer Heckkollision im Fahrzeug eine HWS-Fraktur.

Die biomechanische Belastung durch den Aufprall
darf als gering bezeichnet werden, da die errechnete
Geschwindigkeitsänderung Delta V unter 10 km/h lag.

**Kausalitätsbetrachtung für den Bereich der gesetzli-
chen Unfallversicherung.** Bejahung der haftungs-
begründenden Kausalität zwischen versicherter Tätigkeit und dem Ereignis. Außerdem Bejahung der haf-
tungsausfüllenden Kausalität. Das Ereignis wird als
rechtlich wesentliche Teilursache erkannt; somit ist die
gesetzliche Unfallversicherung voll leistungspflichtig.
Das Sozialrecht sieht die Möglichkeit einer Haftungsminderung durch Vorerkrankung oder Schadensanlage
nicht vor.

Im Sozialrecht erfolgt
keine Haftungs-
minderung durch
Vorerkrankung

November 2000

In der privaten
Unfallversicherung
wirken sich
Vorschäden
haftungsmindernd aus

Minderung der Versicherungsleistung in der privaten Unfallversicherung. Hier bestimmen die allgemeinen Versicherungsbedingungen, dass bei Mitwirkung von Krankheiten oder Gebrechen an den eingetretenen Unfallfolgen, die Leistung entsprechend dem Anteil der Krankheit oder des Gebrechens zu kürzen ist.

Der Gutachter hat somit nach Einschätzung der unfallbedingten Invalidität (dauernde Beeinträchtigung der körperlichen oder geistigen Leistungsfähigkeit), die Mitwirkung des Vorschadens zu berücksichtigen und wird im vorliegenden Fall diesen Faktor mit mindestens 50% anzugeben haben.

Für die
Haftpflicht-
versicherung gelten
die sozialrechtlichen
Grundsätze

Kausalzusammenhang. Der Kausalzusammenhang für den Haftpflichtschaden ist voll zu bejahen, denn die sozialrechtlichen Grundsätze gelten weitgehend auch hier, sofern der Kausalzusammenhang adäquat ist. Der Schädiger haftet daher auch, wenn der Schaden durch die Verletzung eines gesundheitlich Geschwächten eintritt.

Die Regulierung orientiert sich an dem tatsächlich entstandenen oder errechneten Vermögensschaden (z.B. Arbeitsausfall). Der medizinische Sachverständige hat bei Einschätzung des Personenschadens zu dem schädigungsbedingten Ausfall von Arbeits- oder sonstigem Erwerbseinkommen Stellung zu nehmen. Er hat nicht zur Aufhebung oder Einschränkung der Erwerbsfähigkeit nach sozialrechtlichen Maßstäben zu urteilen.

Für die Haftpflicht
sind Vermögens-
schaden maßgeblich,
nicht die Minderung
der Erwerbsfähigkeit

Außerdem muss er ggf. medizinisch notwendige Heilbehandlungsmaßnahmen vorschlagen, die einer möglichst umfassenden Wiederherstellung der körper-

November 2000

lichen Unversehrtheit und der Erwerbsfähigkeit einschließlich einer etwa notwendigen beruflichen Rehabilitation dienen.

Strafrecht (z. B. Körperverletzung). Conditio sine qua non = Äquivalenztheorie: Alle Bedingungen, die nicht hinweggedacht werden können, ohne dass der so genannte „Erfolg" (die Verletzung) entfiele, sind kausal.

Wegen der besonderen Bedeutung (Häufigkeit der Begutachtung, Divergenz zwischen Einschätzung durch den Laien und den Fachmann) wird dem so genannten HWS-Schleudertrauma ein eigener Abschnitt eingeräumt (vgl. Kapitel 08.04.11).

Bewertung nach dem Sozialrecht

Wesentlich ist, ob die Verletzung der Wirbelsäule auch zu Verletzungen des Rückenmarks geführt hat. Ohne Vorliegen einer Rückenmarksverletzung bewegen sich auf dem chirurgisch-orthopädischen Fachgebiet GdB und MdE zwischen 0 bis maximal 40.

Frühere Autoren gaben an, dass sich die Höhe der Einschätzung am Ausmaß des Achsenknicks, der Stabilität oder an der Schwere der Deformierung orientieren sollte. Keiner dieser Begriffe ist jedoch exakt quantifiziert; zudem lehrt die ärztliche Erfahrung, dass keine lineare Beziehung zwischen dem Ausmaß einer Deformierung und der schmerzhaften Funktionseinbuße des Achsenorgans herstellbar ist.

Die in der Literatur mitgeteilten und eigene Erfahrungen weisen darauf hin, dass Achsenabweichungen in der Frontal- und Transversalebene bis 15° biomechanisch kompensiert werden können.

8 ∎ 04 I 04

MdE/GdB beträgt bei Wirbelsäulenverletzungen ohne Beteiligung des Rückenmarks maximal 40

Achsenabweichungen bis 15° können kompensiert werden

Muskuläre Überbeanspruchung mit klinisch erfassbaren Myogelosen sowie die im posttraumatischen Verlauf auftretenden Spondylarthrosen bzw. einseitige Spondylosen weisen auf Störungen der statischen/dynamischen Anpassung des Achsenorgans hin. Hier ist vom Gutachter der röntgenologische Nachweis einer posttraumatischen Wirbelsäulendeformität mit Verkrümmung der Achse zu führen (s. unter 08.04.02 Bildgebung).

Rein manual
erhobene Befunde
erfüllen nicht
die Rechtsnorm

Die Rechtsnorm verpflichtet den Gutachter, das Schadensbild mit naturwissenschaftlichen Methoden zu belegen, sodass die Funktionseinbuße reproduzierbar und an anderer Stelle nachvollziehbar wird. Rein manual erhobene Befunde erfüllen diese Beweisanforderung nicht.

Zur Beurteilung des Folgezustands nach Wirbelsäulenverletzung muss die segmentale Funktion der Wirbelsäule in den Vordergrund gestellt werden. Analog einer Beurteilung peripherer Gelenkschäden sind die segmentale Gesamtbeweglichkeit und die Störung eines oder auch mehrerer Bewegungssegmente allein in den Mittelpunkt einer MdE/GdB-Einschätzung zu stellen.

Benachbarte
Segmente können
Hypomobilität
kompensieren

Das Ziel der konservativen und erst recht der operativen Behandlung einer Wirbelsäulenverletzung ist neben der Reposition die Garantie einer stabilen und achsengerechten Fusion des betroffenen Bewegungsabschnitts. Die benachbarten Segmente kompensieren im Regelfall eine unfallbedingte segmentale Hypomobilität/Ankylose.

Ist eine Wirbelsäulenverletzung defektfrei ausgeheilt, empfiehlt sich die Einschätzung einer mono- bis bisegmentalen Fusion ohne Berücksichtigung eines neurologischen Defizits und einer Zugangsmorbidität gemäß Tabelle 2.

Die genannten Einschätzungen dienen auch zur Beurteilung der verbliebenen Invalidität im Rahmen einer Begutachtung in der privaten Unfallversicherung (AUB).

Tabelle 2: MdE/GdB bei mono- und bisegmentaler Fusion	
Segment	**MdE/GdB**
Verletzungsbereich untere HWS	10
Thorakolumbaler Übergang (T11–L2)	20
Monosegm. Fusionen der unteren LWS	10
Bisegm. Fusionen der unteren LWS	20

Bei Vorliegen segmentaler Deformitäten mit Achsen-abweichungen in der Frontal- und Transversalebene über 15° erhöht sich die MdE/GdB um 10 oder mehr. Auch nachgewiesene segmentale Instabilitäten sind gesondert additiv zu berücksichtigen.

Da die letztgenannten Defektheilungen prognostische Auswirkungen auf das Achsenorgan haben, werden später Kontrollbegutachtungen über das Ausmaß entstehender Spondylarthrosen bzw. Spondylosen erforderlich.

Eine lineare Beziehung zwischen dem Ausmaß einer Deformierung und einer schmerzhaften Funktionsein-buße ist nicht nachweisbar. Es lassen sich allenfalls Kor-relationen herstellen, dass Verletzte mit einer posttrauma-tischen Kyphose von mehr als 30° zwei Jahre nach dem Unfall in einer höheren Inzidenz über Rückenschmerzen klagen als die Vergleichsgruppe (Gerstbein 1992)

Zur Gesamteinschätzung von MdE/GdB sind je nach Verletzungsausmaß zusätzliche fachärztliche Beurteilun-gen auf neurologischem, internistischem und urologi-schem (neurogene Blasenstörung) Gebiet erforderlich.

Berufsausübung

Entscheidend für die Möglichkeit einer weiterhin beste-henden beruflichen Tätigkeit nach Wirbelsäulenverletzun-gen ist die Frage, ob Strukturen des Rückenmarks mitver-letzt sind. Wenn eine Rückenmarksverletzung stattgefun-

8 ∎ 04 | 05

den hat, ist die berufliche Wiedereingliederung nur durch Rehabilitationsmaßnahmen zu erreichen. Diese Maßnahmen sind im Kapitel 08.04.09 aufgeführt.

Die Einsatzmöglichkeiten von Rückenmarksverletzten nach Rehabilitation sind so individuell zu beurteilen, dass die Begutachtung dem Spezialisten überlassen bleiben muss. Der Rat eines „Berufshelfers" kann hilfreich sein. Generell ist zu sagen, dass alle Tätigkeiten, die rasche Fortbewegung erfordern, nicht ausgeübt werden können.

Wirbelsäulenverletzungen können auch ohne Rückenmarksverletzung zu Bewegungseinschränkungen führen und somit die berufliche Tätigkeit einengen. Berufe, in denen rasche Reaktion auf Gefahren erfolgen muss (Wachpersonal) oder Gerüste bestiegen werden, sind ebenso ungeeignet, wie alle Fahrtätigkeiten (Boot, LKW). Das Heben und Tragen von Lasten kann eingeschränkt sein. Die Begutachtung hat neben den Verletzungsfolgen auch den Arbeitsplatz zu berücksichtigen (z. B. Hebehilfen).

Wirbelsäulenverletzungen schränken die Bandbreite möglicher Berufe ein

8 ∎ 04 | 06

Sonderfragen im öffentlichen Dienstrecht

Da die Definition des Dienstunfalls von Beamten nach § 31 Beamtenversorgungsgesetz inhaltlich weitgehend dem Unfallbegriff des Sozialrechts entspricht, können Sonderfragen an dieser Stelle vernachlässigt werden. Die weitere Verwendung ist analog zu bewerten (z. B. Polizeibeamte im Außendienst, beamtete Feuerwehrleute, Wasserschutzpolizei).

8 ∎ 04 | 07

Prognose

Ziel der Behandlung einer verletzten Wirbelsäule ist der schmerzfreie Patient mit normaler Funktion. Demzufolge dienen operative Behandlungen einer Wiederherstellung der normalen Achsenverhältnisse und der Haltung bzw. der Verbesserung des neurologischen Status durch möglichst vollständige Dekompression des Myelon und der Nervenwurzeln.

Unter chirurgisch-orthopädischem Aspekt werden folgende Punkte prognostisch bedeutsam.

Prognostisch
bedeutsame Aspekte

▮ das erreichte Repositionsergebnis,
▮ die Stabilität im Verletzungsniveau,
▮ die Beweglichkeit der angrenzenden Segmente.

Eine segmentale Deformität im Sinne einer Achsenabweichung bis 15° wird biomechanisch kompensiert. Stärkere Deformitäten lassen im Verlauf Sekundärveränderungen im Sinne von Spondylarthrosen und Spondylosen an den im Regelfall übergeordneten kranialen Segmenten erwarten.

Aber auch anatomisch korrekt verheilte monosegmentale Fusionen können bei Lokalisation in einem biomechanisch hoch beanspruchten Bereich zu spondylotischen Randanbauten im benachbarten Segment führen.

In der gutachterlichen Kontrolle ist dies zu berücksichtigen. Änderungen im segmentalen Bewegungsverhalten sind zu dokumentieren und entsprechend zu bewerten.

Posttraumatische Stenosierungen des Rückenmarkkanals werden in der erweiterten Bildgebung erfasst. Bei Nachweis einer posttraumatischen Myelopathie ist die gutachterliche Kontrolle auf fachneurologischem Gebiet angezeigt.

Segmentale Instabilitäten können je nach Ausmaß zu Schmerzsyndromen führen. Die dann nachweisbaren Spondylarthrosen und Myogelosen bedürfen einer gesonderten Therapie. Neben konservativen, d. h. physika-

November 2000

lischen Maßnahmen sind auch indikatorisch die Möglichkeiten der gezielten Schmerzausschaltung in den kleinen
Wirbelgelenken zu prüfen.

Regelmäßige
Kontrollen bei
Querschnittslähmung

An dieser Stelle sei auf die Prognose schwerer Lähmungsfolgen im Sinne einer kompletten oder inkomplet-
ten Tetraplegie bzw. Paraplegie hingewiesen. Diese Verletzten sind in regelmäßigen Abständen in den entsprechenden Behandlungszentren unter therapeutischen und
gutachterlichen Gesichtspunkten zu kontrollieren. Hierbei
ist unter interdisziplinärer Sicht nicht nur der primäre
Verletzungszustand zu beachten, sondern auch die sekun-
dären Folgeerscheinungen, wie neurogene Blasen- oder
Mastdarmstörungen oder Druckulzerationen im Haut-
Weichteilmantel. Die Funktionen der Gliedmaßen, müssen
überprüft werden.

8 ∎ 04 08

Fahreignung

Hier ist auf das Bundesgesetzblatt Jahrg. 1998 Teil 1 Nr. 55
vom 26.08.1998 zu verweisen, in dem die Voraussetzun-
gen für die Erteilung einer Fahrerlaubnis vom Gesetz-
geber ausgeführt werden.

Für den Fall bleibender Behinderungen wird in diesem Zusammenhang auf § 11, Abs. 4 BGBL verwiesen, in
dem u. a. die Feststellung, ob der Behinderte das Fahrzeug mit den erforderlichen besonderen technischen
Hilfsmitteln sicher führen kann, durch einen medizinischen Sachverständigen gefordert wird.

Durch Umbauten
können Fahrzeuge
für Querschnitts
gelähmte nutzbar
gemacht werden

Die großen Behandlungszentren mit angeschlossenen
Querschnittabteilungen besitzen den medizinischen Sach-
verstand und können darüber hinaus die gebotenen technischen Vorrichtungen und Umbauten am Fahrzeug vorschlagen. Die Begutachtungsleitlinien zur Kraftfahrereig-
nung (Berichte der Bundesanstalt für Straßenwesen – Fe-

bruar 2000) legen fest, welche technischen Vorrichtungen bei welcher Verletzung anzubringen sind. Dies sind:

- Handbetätigung der Betriebsbremse (Bremskraftverstärker),
- Handbetätigung der Feststellbremse (oder elektrisch),
- elektrisch verstellbarer Außenspiegel,
- automatische Kraftübertragung oder automatische Kupplung,
- Handbetätigung Gas,
- Hupe, Blinker, Warnlichtanlage, Abblendlichtschalter müssen erreichbar sein, ohne dass die Hand vom Lenkrad genommen werden muss.

Weitere Auflagen können das Tragen einer Prothese, eines Stützapparats oder vorhandener orthopädischer Hilfsmittel sein. Ein Funkgerät ist erforderlich.

Hiernach erfolgen die Kontrollen der Auflagen und des Fahrverhaltens des Behinderten durch einen amtlich anerkannten Sachverständigen.

Rehabilitation

8 ∎ 04 | 09

In Abhängigkeit von der Leistungspflicht der Rehabilitationsträger kann der medizinische Gutachter auf die Frage nach der Notwendigkeit und Angemessenheit evtl. medizinischer oder sozialer Rehabilitationsmaßnahmen angesprochen werden.

Da der Umfang der jeweiligen Leistungspflicht vom Träger der Rehabilitation abhängt, können an dieser Stelle lediglich allgemeine Hinweise erfolgen.

Medizinische Rehabilitationsmaßnahmen im Rahmen einer durchgeführten Heilbehandlung finden ihre gesetzliche Grundlage im SGB VII:

- Versorgung mit Arznei-, Verband, Heil- und Hilfsmitteln (§§ 29–32);

Frühzeitige sachgemäße Heilbehandlung muss gewährleistet sein

■ Behandlung in Krankenhäusern und Rehabilitations-
einrichtungen (§ 33);

■ Leistungen zur medizinichen Rehabilitation einschließlich Belastungserprobung und Arbeitstherapie
(§ 27, 1);.

■ Wiederherstellung oder Erneuerung eines durch Arbeitsunfall beschädigten oder verlorenen Hilfsmittels
(§ 27, 2).

Wichtig ist der rechtsrelevante Hinweis, dass die gesetzlichen Unfallversicherungsträger alle Maßnahmen zu treffen haben, durch die eine möglichst frühzeitig nach dem
Versicherungsfall einsetzende und sachgemäße Heilbehandlung gewährleistet wird (§ 34).

Die orthopädische Versorgung Unfallverletzter ist im
Wesentlichen durch die §§ 1–6 OrthVO geregelt.

**Leistungen zur
sozialen Rehabilitation**

Leistungen zur sozialen Rehabilitation ergeben sich
nach § 39, Abs. 1 SGB VII. Dazu gehören:

■ Kraftfahrzeughilfe;

■ Wohnungshilfe, insbesondere unter Berücksichtigung
der häuslichen Gegebenheiten für eine behindertenge-
rechte Ausstattung einschließlich notwendiger Hilfsmittel, wie Treppenlift, Dusch- und WC-Hilfen, Haus-
haltsgeräten usw;

■ Haushaltshilfe;

■ Beratung sowie sozialpädagogische und psychosoziale
Betreuung;

■ Rehabilitationssport in Gruppen unter ärztlicher Betreuung;

■ Übernahme der Kosten, die mit den berufsfördernden
Leistungen in unmittelbarem Zusammenhang stehen;

■ sonstige Leistungen zur Erreichung und zur Sicher-
stellung des Rehabilitationserfolgs.

Hervorzuheben sind an dieser Stelle die Möglichkeiten der so genannten Wiedereingliederung in die berufliche Tätigkeit, die das Sozialrecht bei Durchführung eines berufsgenossenschaftlichen Heilverfahrens vorgibt.

So wird begleitend zur medizinischen Rehabilitation zunächst zu prüfen sein, ob eine stufenweise Wiedereingliederung des noch Arbeitsunfähigen nach sorgfältigem ärztlichen Ermessen in die bisherige Tätigkeit möglich erscheint.

Die Verwaltungen der Berufsgenossenschaften haben begleitend zu prüfen, ob die sozialen und betriebsinternen Bedingungen eine Wiedereingliederung in Kenntnis des Unfallfolgezustands zulassen. Die Frage lautet: "Kann die erlernte Tätigkeit wieder ausgeführt werden? Lassen Art und Schwere des Folgeschadens grundsätzlich eine Rückkehr an den vertrauten Arbeitsplatz zu bzw. lassen Rehabilitationsmaßnahmen eine Wiedereingliederung in das Erwerbsleben erfolgreich erscheinen?"

Unter diesem Gesichtspunkt ist es nach unserer Erfahrung auch möglich, Wirbelsäulenverletzte mit neurogenen Dauerschäden erfolgreich beruflich zu rehabilitieren. Allerdings setzt dies eine enge ärztliche Kontrolle und eine intensive Zusammenarbeit sowohl mit dem Sozialarbeiter/ Berufshelfer wie mit dem Unfallbetrieb voraus. So gelingt es teils mit innerbetrieblichen Umsetzungen, teils mit adaptierenden Maßnahmen am Arbeitsplatz die Rückkehr in die vorher ausgeübte Tätigkeit zu erreichen.

Die genannten Arbeitsplatzadaptationsmaßnahmen umfassen:

- den störungsfreien Weg von der Wohnung zum Arbeitsplatz einschließlich eventuell notwendiger Zurichtungen des Pkw;

Begleitend zur medizinischen Rehabilitation ist zu prüfen, ob die erlernte Tätigkeit wieder ausgeübt werden kann

Arbeitsplatzadaptationsmaßnahmen

∎ die Herstellung von Rampen u.ä., um eine Rollstuhl-
benutzung zu gestatten;

∎ individuelle Änderung des Arbeitsplatzes, um ergono-
mische Bedingungen zu schaffen, die den Funktionseinbußen gerecht werden und die Wiederaufnahme einer Erwerbsfähigkeit ermöglichen.

Eine zeitliche Begrenzung sieht das Gesetz nicht vor, entscheidend sind die Besonderheiten des Einzelfalls.

Aber auch die innerbetriebliche Belastungserprobung
ersetzt nicht die ärztliche Entscheidung, rechtzeitig an
andere Maßnahmen zu denken.

In Abhängigkeit von der unfallbedingten Funktionseinschränkung können auch berufsfördernde Leistungen
zur Rehabilitation nach §16, Abs. 1, SGB VI eingeleitet
werden. Diese Leistungen dienen zur Erlangung eines Arbeitsplatzes durch Umschulungs- bzw. Berufsfindungs-
maßnahmen.

Bei der Auswahl dieser berufsfördernden Leistungen
sind Eignung, Neigung und bisherige Tätigkeit angemessen zu berücksichtigen.

8 ∎ 04 ∎ 10

Spezielle Fragen zur Qualitätssicherung in der chirurgisch-orthopädischen Begutachtung von Verletzungen

Der Gutachter hat bei der Prüfung des Sachverhalts Folgendes zu prüfen:

∎ die vorgelegten ärztlichen Befunde und Dokumenta-
tionen zum Schadensereignis,

∎ den schriftlich niedergelegten Schadensablauf und die
eigenanamnestischen Angaben zum behaupteten Ablauf,

∎ die Frage, ob überhaupt ein Unfall vorlag.

Definition des Arbeitsunfalls nach § 8 Abs. 2 SGB VII
Ein Unfall ist ein zeitlich begrenztes von außen auf den
Körper einwirkendes Ereignis, das zu einem Gesundheits-
schaden oder zum Tod führt.

Ein Unfall, den ein Versicherter bei Ausübung der ver-
sicherten Tätigkeit erleidet, gilt nach § 8 Abs. 1 SGB VII
als Arbeitsunfall. Demnach ist für den Bereich der gesetzlichen Unfallversicherung (GUV) zur Anerkennung des
Versicherungsfalls die Feststellung eines zweifachen Kausalzusammenhangs erforderlich:

∎ die haftungsbegründende Kausalität zwischen versicherter Tätigkeit und Unfallereignis,

∎ die haftungsausfüllende Kausalität zwischen Unfallereignis und Gesundheitsschaden.

Als *zeitlich begrenzt* gilt ein Ereignis, wenn es sich über längs-
tens eine Arbeitsschicht erstreckt. Dadurch wird der Arbeitsunfall z. B. von einer Berufskrankheit unterscheidbar.

Schäden durch wiederholte, auf mehrere Arbeits-
schichten verteilte Gewalteinwirkungen sind dann Folge
eines Unfalls im Rechtssinn, wenn das entscheidende Ereignis nicht nur das *letzte von mehreren gleichwertigen*
war, sondern sich aus der Gesamtheit der Gewalteinwirkungen besonders hervorhebt.

**Definition des Unfalls
in der privaten Unfallversicherung**
Nach § 1, III der AUB 88 liegt ein Unfall vor, wenn der
Versicherte durch ein plötzlich von außen auf seinen
Körper wirkendes Ereignis (Unfallereignis) unfreiwillig
eine Gesundheitsschädigung erleidet.

Nach Abschnitt IV gilt der Versicherungsfall auch,
wenn durch eine erhöhte Kraftanstrengung an Gliedma-

*Prüfung des
Kausalzusammen-
hangs*

November 2000

25

ßen oder Wirbelsäule ein Gelenk verrenkt wird oder Muskeln, Sehnen, Bänder oder Kapseln gezerrt oder zerrissen werden.

Die Rechtssprechung nahm in der Vergangenheit u. a. zu folgenden Punkten Stellung:

Die Gesundheits-
schädigung
muss plötzlich
und unfreiwillig
erlitten worden sein

▌ Der Begriff der *Plötzlichkeit* setzt voraus, dass ein Ereignis in einem relativ kurzen, begrenzten Zeitraum eintritt und wirkt.

▌ Die Vernachlässigung des zeitlichen Moments ist allenfalls dann zulässig, wenn dem Betroffenen wegen besonderer Umstände *die Handlungs- oder Steuerungsfähigkeit genommen war* oder wenn das Ereignis zwar nicht innerhalb eines kurzen Zeitraums eingetreten ist, der Eintritt für den Betroffenen jedoch *unerwartet, unvorhersehbar und unentrinnbar* war.

▌ Die Gesundheitsschädigung muss unfreiwillig erlitten worden sein. Die *Unfreiwilligkeit* bezieht sich auf den Eintritt der Gesundheitsschädigung.

▌ *Selbsttötung und Selbstbeschädigung* gelten nicht als Unfall und bedingen keine Leistungspflicht.

▌ Der Versicherungsschutz entfällt, wenn das Ereignis auf *Geistes- oder Bewusstseinsstörungen* beruht, wobei die genannten Störungen nach Art und Ausmaß Krankheitscharakter haben bzw. durch Alkohol oder andere künstliche Mittel erzeugt worden sein müssen. Ein Schmerzanfall stellt keine Bewusstseinsstörung dar (§ 2 der AUB 88).

Vorübergehende Schwindelzustände oder physiologische Abläufe, wie Einschlafen durch Übermüdung, erfüllen nicht den Ausschlustatbestand einer Bewusstseinsstörung.

November 2000

Definition und Abgrenzung des Unfallbegriffs verpflichten den medizinischen Gutachter zur Beurteilung des Kausalzusammenhangs. Er hat beweiskräftig festzustellen, welche Gesundheitsschäden vorliegen, und ob diese als Schadenserfolg bzw. als Schadensfolgen mit dem Unfallereignis in ursächlichem Zusammenhang stehen.

Rechtlich gilt in der privaten Unfallversicherung die Kausalitätsnorm des adäquaten Kausalzusammenhangs entsprechend der im Zivilrecht entwickelten *Adäquanztheorie* (vgl. Kapitel 2.02.03).

In der privaten Unfallversicherung gilt die Adäquanztheorie

Die rechtlich wesentliche Bedingung/Ursache in der gesetzlichen Unfallversicherung

Die Lehre vom adäquaten Kausalzusammenhang hat das Sozialrecht wirksam beeinflusst, ist aber nicht unverändert in das Recht der gesetzlichen Unfallversicherung übernommen worden, denn ein zivilrechtlicher Schadensersatzanspruch und ein Anspruch auf Entschädigung gemäß der GUV unterscheiden sich voneinander. Es besteht weder die Möglichkeit der Haftungsminderung aus einem eventuellen Mitverschulden, noch die Möglichkeit, Vorerkrankungen oder Schadensanlagen haftungsbegrenzend zu berücksichtigen.

Zivilrechtlicher Schadensersatzanspruch und Anspruch auf Entschädigung durch die gesetzliche Unfallversicherung

Die Kausalität ist insofern für den gesamten bestehenden Schaden einheitlich zu beurteilen und dahingehend zu präzisieren, ob der Schaden durch ein versichertes Ereignis *wesentlich* erzeugt oder veschlimmert werden konnte oder nicht. Eine teilbare Kausalität ist der Theorie der wesentlichen Bedingung fremd. Es gilt das Prinzip: Alles oder Nichts.

Diese rechtliche Betrachtungsweise beharrt auf dem naturwissenschaftlichen Kausalitätsbegriff und bewertet die Teilfaktoren dahingehend, welcher rechtlich *wesentlich* war.

Die Kausalität ist für den gesamten Schaden einheitlich zu beurteilen. Folgen von Unfällen sind auch dann voll zu entschädigen, wenn eine Einwirkung nur eine wesentliche Teilursache neben anderen darstellt. Die gutachterliche Entscheidung darüber, ob eine bestimmte Bedingung zum Schadenserfolg wesentlich beigetragen hat und ob sie eine – zumindest im Rechtssinn – wesentliche (Teil-)ursache darstellt, ist immer eine Wertentscheidung im Einzelfall.

Die individuelle Situation muss konkret geprüft werden

Es bedarf der konkreten Prüfung der jeweiligen individuellen Umstände durch eine vernünftige, lebensnahe Würdigung des gesamten maßgebenden Sachverhalts. Eine abstrakte Beurteilung ist nicht gefragt.

Qualitätssicherung in der unfallchirurgischen Begutachtung

Das Klagebild, Schmerzen und Funktionsstörungen sind möglichst vollständig und in Gegenwart des Untersuchten niederzulegen. Auch Angaben von weiteren anwesenden Personen (z. B. bei Minderjährigen oder Schädelhirnverletzten) sind zu protokollieren.

Die Beweiskraft des Gutachtens hängt von den objektiven Befunden ab

Zentraler Stellenwert in der chirurgisch-orthopädischen Begutachtung ist die Beschreibung der Befunde, denn die objektiven Befunde machen die Beweiskraft eines Gutachtens aus. Sie sind – wie gefordert – auch an anderer Stelle einsehbar und schlüssig nachvollziehbar.

Objektive Befunde sind von der Mitarbeit des Untersuchten unabhängig. Sie sind zum einen Ergebnis von bildgebenden Verfahren, von Labor- und histologischen Untersuchungen und zum anderen sind sie die sachverständige Beschreibung des Körperstamms, der Extremitäten unter spezieller Würdigung der erkennbaren morphologischen Beschaffenheit und der Notierung der Umfangsmaße.

Semiobjektive Befunde bedürfen der Mitarbeit des Untersuchten. So sind aktiv geführte Bewegungen der Gelenke im passiven Untersuchungsgang zu kontrollieren und zu notieren. Erkennbare Widersprüchlichkeiten sind ebenfalls schriftlich niederzulegen.

Die Wertigkeit der subjektiven Befunde wie z.B. Schmerzen oder Funktionseinschränkung ist nicht zweifelsfrei. Keinesfalls sollten sie mit dem gutachterlichen Kommentar „glaubhaftes Beschwerdebild" schriftlich niedergelegt werden. Der Gutachter darf hierzu lediglich – und das in Kenntnis der bildgebenden Diagnostik – feststellen, dass ein z.B. beklagter Belastungsschmerz des Kniegelenks bei verifizierter Gonarthrose – „ärztlicherseits nachvollziehbar" ist.

Subjektive Befunde sind bestenfalls nachvollziehbar

Schließen sollte das Gutachten mit
▌ der Feststellung der „objektivierbaren Folgen nach Schadensereignis vom ...",
▌ einer Beurteilung der ggf. vorliegenden konkurrierenden Überdeckungen durch Vorschaden oder Schadensanlage,
▌ der vom Auftraggeber geforderten Einschätzung des Schadensbildes, seiner Bewertung und Prognose.

Die HWS-Beschleunigungsverletzung 8 ▌04 | 11

In Deutschland ereignen sich jährlich mehr als 2 Millionen Verkehrsunfälle. Mehr als 500000 Betroffene erleiden hierbei einen körperlichen Schaden. Laut rechtsmedizinischer Statistiken kommt es in etwa 4% zu indirekten HWS-Verletzungen.

Die individuellen Behandlungskosten betragen in diesen Fällen nach Angaben der gesetzlichen Unfallversicherungsträger etwa 34000 DM. Auf die volkswirtschaftliche Bedeutung sei gesondert hingewiesen.

November 2000

Die Beschleunigungsverletzung führt bei den hier ab-
zuhandelnden Pkw-Unfällen zu einer biomechanischen
Belastung der HWS, ausgelöst durch eine stoßartige Geschwindigkeitsänderung mit trägheitsbedingter Beschleunigung des Kopfes relativ zum Rumpf.

Heckkollision

Definitionsgemäß handelt es sich um den Anstoßimpuls
des Fahrzeugs von hinten mit Nachweis eines kollisionsbedingten Heckschadens.

In der ersten Phase gerät die HWS unter Hyperexten-
sion mit Translation der Segmente zwischen C0 und C2.
Der kurzzeitige, gerichtete Bewegungsimpuls ist als physikalische Größe quantifizierbar und direkt proportional
abhängig von der kollisonsbedingten Geschwindigkeitsänderung des Fahrzeugs. Die biomechanische Belastungs-
intensität für die HWS wird durch Faktoren wie Sitzhal-
tung, Sitzkonstruktion, Kopfstützeneinstellung und muskuläre Anspannung mitbestimmt.

Die zweite Phase, in der der Körper mit stark redu-
zierter Kraft nach vorne beschleunigt wird, hat in der
Vergangenheit zu den verwirrenden Definitionen von
Peitschenschlagphänomen und *Schleudertrauma* geführt.
Da der zweite Impuls energiearm ist, kann er derartige
Läsionseintritte jedoch nicht bewirken.

Im Regelfall können auch keine Kontaktverletzungen
des Schädels im Rahmen einer Heckkollision – ob mit
oder ohne Gurt – auftreten.

Leider wird dem Betroffenen vom Arzt sehr häufig attestiert, dass es im Rahmen des Unfallgeschehens zu einem Schleudertrauma gekommen sei. Der Mediziner ver-
kennt hierbei, dass der Begriff „HWS-Schleudertrauma"
keine Körperverletzung, sondern vielmehr den Ablauf ei-

nes Unfallhergangs ohne Angabe einer verletzten Struktur beschreibt.

Der Jurist wird diesen Begriff in der Regel aber anders verstehen, und das ärztliche Attest mit der Diagnose „HWS-Schleudertrauma" als Beleg für eine erlittene Körperverletzung hinnehmen.

Frontalkollision

Definitionsgemäß kommt es bei der Frontalkollision zum Auftreffen der Fahrzeugfront gegen ein stehendes oder bewegliches Objekt. Bei angelegtem Sicherheitsgurt wird die HWS biomechanisch in ihrer Flexion beansprucht. Straff angelegte Sicherheitsgurte können die Rückhaltefunktion voll erfüllen und eine Kontaktverletzung des Kopfes verhindern. Airbagsysteme wirken der Überbeugung der HWS nach vorne entgegen.

Die genannte Überbeugung führt zunächst zu einer Dehnungsbeanspruchung der dorsal angeordneten stabilisierenden Muskulatur. Da diese sich in Erwartung der bevorstehenden Kollision reflektorisch in einem gesteigerten Tonus befindet, führt der Vorgang zuerst zu einer gewaltsamen Streckung der Muskulatur. Dieser Vorgang ist physiologisch und läuft als neuromuskuläre Steuerung ohne Fremdeinwirkung ab; er wird nicht durch die einfließende Energie verursacht.

In Abhängigkeit von der Stärke des Kollisionsimpulses kann darüber hinaus eine Überdehnung (Zerrung) der dorsalen Haltemuskulatur eintreten bevor die weitere Krafteinleitung auf die Ligamente erfolgt. Hier wird zunächst das nur wenig dehnungsfähige Ligamentum nuchae beansprucht, danach die interspinalen Ligamente sowie die Facettengelenke. Verletzungen dieser Gelenke im Sinne von Einblutungen, Abscherungen, aber auch Luxationen können nachgewiesen werden. Auf Höhe der Wirbelkörperreihe sind flexionsbedingte Absprengungen der Vorderkanten und Kompressionen der Deckplatten nachweisbar. Derartige biomechanische HWS-Belastungen sind selten.

Seitenkollision

Bei Seitenkollisionen sind HWS-Verletzungen selten

Dieser Kollisionstyp wird durch seitliches Auftreffen eines anderen Fahrzeugs oder bei seitlichem Schleudern gegen einen Baum verursacht.

Auf Grund der suffizienten Gelenkführung sind HWS-Verletzungen hierbei selten. Es kommt vor allem zu direkten Prellungen des Gesichtsschädels und der Gliedmaßen. Geltend gemacht wird aber auch hier das „Schleudertrauma". Das Dilemma zwischen Anspruch und Wirklichkeit sei durch einen juristischen Beitrag illustriert.

H. Lemcke, Vorsitzender Richter am OLG Münster führt in seinem Aufsatz: Das HWS-Schleudertrauma aus juristischer Sicht (NZV, Heft 9, 1996) u. a. aus:

Versicherungsbetrug

« Zu den modernen ‚Volkssportarten' gehört heute neben dem Steuerbetrug, der Versicherungsbetrug. Wem es gelingt, einer Versicherung unberechtigt Leistungen abzuverlangen, gilt als clever. Die Cleveren unter uns wissen z. B., dass man zur Verbesserung der Beweislage für mögliche zivilrechtliche Auseinandersetzungen nach einem Auffahrunfall, bei dem tatsächlich nur ein geringer Blechschaden entstand, die herbeigerufenen Polizeibeamten durch den Hinweis, man habe ‚Schmerzen im Nacken', zu einer viel sorgfältigeren Unfallaufnahme zwingen kann …

Auf dem Verkehrsgerichtstag 1996 in Goslar war zu erfahren, dass die Haftpflichtversicherer inzwischen jährlich für rund 400000 HWS-Verletzungen nach Verkehrsunfällen insgesamt rund 1 Milliarde DM aufwenden ...

Die Wurzel des Übels liegt darin, dass es so einfach ist, nach einem Unfall mit bloßem Blechschaden auch ohne tatsächliche Beschwerden durch Vortäuschung (Simulation) oder jedenfalls durch Übertreibung (Aggravation) ein ärztliches Attest mit der Diagnose ‚HWS-Schleudertrauma' zu erlangen ...

Es liegt auch daran, dass viele Ärzte offenbar nicht genügend zwischen ihren Aufgaben als Therapeut und denen als Gutachter zu unterscheiden vermögen, und dass sie auch die Rechtslage nicht genügend übersehen ...

Auf das HWS-Schleudertrauma bezogen bedeutet das, dass der Tatbestand der Körperverletzung für uns Juristen bereits dann als gegeben anzusehen ist, wenn der Unfall eine erhebliche Beeinträchtigung der Befindlichkeit im Nackenbereich zur Folge gehabt hat. Ob diese Beeinträchtigung durch eine ‚Verletzung' (Distorsion, Prellung oder Zerrung der HWS mit strukturellen Veränderungen, Mikrotraumen) eingetreten ist, interessiert uns Juristen nicht so sehr. Ganz anders nun die Sicht des Mediziners. Für ihn als Naturwissenschaftler ist nicht die Beeinträchtigung der Befindlichkeit die Körperverletzung, sondern deren Ursache, die strukturelle Veränderung, das morphologische Substrat ...

Juristisch ist die Beeinträchtigung der Befindlichkeit relevant

Neben der absichtlichen Aggravation muss aber auch berücksichtigt werden, dass Personen, die an einer Kollision beteiligt waren, Beschwerden an der Wirbelsäule angeben (und subjektiv auch empfinden), auch wenn nach der Unfallmechanik ein Schleudertrauma gar nicht ausgelöst worden sein konnte.

Für den
medizinischen
Sachverständigen sind
Beschleunigung
und biomechanische
Einwirkung interessant

Bei gutachterlicher Beurteilung einer Kollision wird als physikalische Größe das Ausmaß der Beschleunigung der Fahrgastzelle des Fahrzeugs in dem kurzen Zeitraum der Stoßphase bedeutsam, da diese Beschleunigung zu Reaktionskräften (biomechanische Einwirkung) führt, die Verletzungen hervorrufen können.

Auf Grund zahlreicher experimenteller Untersuchungen ist belegt,

▌ dass eine stoßartige Beschleunigung des Fahrzeugs bis Delta V 10 km/h normalerweise keine Strukturverletzung bewirkt;

▌ dass diese zwischen Delta V 10–15 km/h an der HWS möglich sind;

▌ dass oberhalb einer kollisionsbedingten Geschwindigkeitsänderung, also Delta V über 15 km/h nach dem momentanen Kenntnisstand sicher mit strukturellen Läsionen zu rechnen ist.

Dies gilt insbesondere dann, wenn in dem Fahrzeug ungünstige Belastungsbedingungen vorliegen. Hierzu zählen falsch eingestellte Kopfstützen, unzureichende Sitzkonstruktionen und eine ungünstige Körperhaltung zur Anstoßzeit (HWS-Studie 1997, Universität Münster).

Der medizinische Gutachter ist somit aufgefordert, eine Beurteilung zur biomechanischen Belastung der HWS-Region abzugeben. Hilfreich sind hierbei Feststellungen, die als interdisziplinärer Konsens zur HWS-Beschleunigungsverletzung 1993 erarbeitet wurden (Moorahend 1993).

Feststellungen zum Unfallablauf

❚ Auf die HWS wirken Beschleunigungkräfte beim Aufprall eines anderen Kraftfahrzeuges aus jeder Richtung ein.

— Bei Verletzungsentstehung sind die Richtung und der Betrag der einwirkenden Kräfte und deren Aufbaugeschwindigkeit mitentscheidend.

Überraschungseffekt
und Richtung
der einwirkenden
Kräfte sind
mitentscheidend

— Die Gefahr, eine HWS-Beschleunigungsverletzung zu erleiden, ist mit Überraschungseffekt größer als bei Wahrnehmung der Gefahr.

— Die Kopfhaltung und der Betrag der Beschleunigung spielen eine wesentliche Rolle bei der Verletzungsschwere. Niedrige Beschleunigungen (Delta V < als 10 km/h bei Fahrzeugen ähnlich großer Masse) können allenfalls bei vorbestandenen anatomischen Besonderheiten Verletzungen hervorrufen.

— Zu einem höheren Verletzungsrisiko können die extreme Seitdrehung (Rotation) des Kopfes im Augenblick des Aufpralls und auch anatomische Besonderheiten bei den Kopfgelenken der HWS beitragen.

Seitdrehung
des Kopfes erhöht
das Verletzungsrisiko

❚ Verletzungen können in allen HWS-Abschnitten auftreten.

— Bei Schrägaufprall des auffahrenden Fahrzeugs kann der Kopf an der Kopfstütze vorbeischnellen.

— Trotz richtig eingestellter Kopfstütze kann bei Heckaufprall mit hoher Krafteinleitung durch Schermechanismen eine Beschleunigungsverletzung entstehen.

Beschleunigungs-
verletzungen sind
trotz richtig
eingestellter Kopf-
stützen möglich

— Durch das Ruhigbleiben des Kopfes mit passiver Überstreckung der HWS bei klassischer Heckkolli-

November 2000

sion können ventrale Bandstrukturen und/oder dorsale knöcherne, ggf. diskogene Elemente geschädigt werden. Die Gegenbewegung des Kopfes und daraus folgender HWS-Flexion nach vorn ist energiearm; verletzungsrelevant ist sie nur in Ausnahmefällen.

— Der Frontalaufprall bewirkt bei angelegtem Sicherheitsgurt eine Verstärkung der HWS-Flexion in die Aufprallrichtung. Diesem Mechanismus kann z. Z. nur das Airbagsystem wirkungsvoll entgegenwirken. Die Gegenbewegung des Kopfes nach hinten ist energiearm und als Verletzungsursache nicht relevant.

— Andere verletzungsbegünstigende Faktoren sind selten; vorstellbar sind u. a. ungünstige Sitzposition mit sehr weit in Richtung Windschutzscheibe stehendem Kopf; Vorhalte des Kopfes, z. B. bei Suche nach Parklücken oder Hausadressen; Tonussenkung der Hals- und Nackenmuskulatur, z. B. durch Alkoholgenuss oder Nichterkennen der Aufprallgefahr (schlafender Beifahrer).

▌ Die Beschleunigungsverletzung ist in der Regel ein multisegmentales Geschehen an der HWS.

Bei Heckkollisionen sind Scherkräfte schädigungsrelevant, bei Frontalaufprall Rotations- und Flexionskräfte

— Schädigungsrelevant sind in den Kopf- und oberen HWS-Segmenten (vor allem C0/1 und/oder C1/2) überwiegend Scherkräfte bei Heckkollision; bei Frontalaufprall hingegen Rotations- und Flexionskräfte. In den unteren HWS-Segmenten (z. B. C5/6 oder 6/7) wirken vermehrt axiale Traktionskräfte bei Frontalaufprall sowie Rotations- und Flexionskräfte bei Heckkollision.

— Bei vorgeschädigter HWS mit erheblichem Beweglichkeitsverlust einzelner Segmente kann der Kopf durch Ausbleiben einer „steifungsbedingten" Pendelbewegung leichter zu Scherbelastungen in einzelnen HWS-Segmenten beitragen. Infolgedessen sind monosegmentale Verletzungen am Übergang vom versteiften HWS-Abschnitt zu bewegten Abschnitten am wahrscheinlichsten.

∎ Wenn bei Heckaufprall das Fahrzeug anschließend frontal auf einen stehenden Pkw oder auf ein nichtbewegtes Hindernis aufprallt, kann der Zweitbewegung des Kopfes nach vorne in Ausnahmefällen eine mitursächliche Bedeutung bei Verletzungsentstehung zukommen. Hierbei wären Überdehnungen am Ligamentum nuchae, an den fibrösen Kapselgelenken und Verletzungen der tiefen Nackenmuskulatur zu erwarten.

∎ Der Begriff *HWS-Beschleunigungsverletzung* soll ausschließlich für die Nicht-Kontakt-Verletzungen gebraucht werden.

Eine HWS-Beschleunigungs-verletzung ist eine Nicht-Kontakt-Verletzung

∎ Mit Erleiden einer Beschleunigungsverletzung müssen keine Schäden an Rückenlehne, Kopfstützaufhängung des Pkw-Sitzes oder korrekt eingestellter Kopfstütze eintreten. Das Nachgeben der Rückenlehne (Verformungen, Abbrüche) bei Heckkollision reduziert die einwirkende Belastung auf die HWS.

∎ Nach Erleiden einer Beschleunigungsverletzung bei typischer Heckkollision ist ein schmerzfreies Intervall von mehrstündiger Dauer (vereinzelt bis 24 oder gar 36 Stunden) vor Einsetzen akuter Nackenbeschwerden möglich.

Nackenbeschwerden treten bei Beschleunigungs-verletzungen nicht immer sofort auf

— Die Ursachen hierfür sind nicht endgültig geklärt. Schmerzauslösung kann durch die Stauchung einzelner Wirbelgelenke und Meniski, durch Kapselzerrungen, Überdehnung von Ligamentum nuchae, hinterem oder vorderem Längsband, Ligamenta alaria, Ligamenta interspinosa und Überdehnung und Teilzerreißung muskulärer Strukturen mit einsetzender Hämatombildung hervorgerufen werden. Hierdurch resultieren Gewebsaufquellungen (Ödeme) und andere raumfordernde Prozesse (Hämatome), die zu unterschiedlicher Aktivierung von Rezeptoren, Nozizeptoren und Schmerzfasern führen, wovon eine unterschiedliche Anzahl in den Kapsel-Band-Strukturen der einzelnen Bewegungssegmente der HWS besteht. Gehäuft sind diese Rezeptorfelder besonders am kraniozervikalen Übergang, geringer im Bereich der unteren HWS.

Während der Behandlung ist der Arzt als Therapeut, dann aber auch als Gutachter aufgefordert, strukturelle Verletzungen nachzuweisen.

Strukturelle Verletzungen

Betroffen sein können die Knochen der HWS und ihre Gelenke, die Bänder und Bandscheiben aber auch die nackenstabilisierende Muskulatur, die als integraler Bestandteil des Regelkreises der Gleichgewichtssteuerung und der Stabilisierung optischer Wahrnehmung sehr dicht mit Muskelspindeln ausgestattet ist.

Ausnahmsweise können Wirbelgelenkverrenkungen auch zu Thrombosen der A. vertebralis führen, auch Dissektionen sind möglich.

Die Ansichten sind kontrovers hinsichtlich der Möglichkeit traumatischer Verursachung eines Bandscheibenvorfalls

Radikuläre Läsionen finden sich bei Umblutungen der Nervenwurzeln, bei Kompressionsbrüchen, Wirbelluxationen oder Wirbelfortsatzfrakturen und Bandscheibenvorfällen.

Die Frage nach der traumatischen Entstehung eines zervikalen Bandscheibenvorfalls wird immer wieder kontrovers diskutiert. Der Gutachter hat den Schadensablauf

November 2000

zu prüfen. Hat er Zweifel an der behaupteten Kollisionsdynamik, empfiehlt sich die Heranziehung eines Kfz-Sachverständigen zur Errechnung der kollisionsbedingten Geschwindigkeitsänderung.

Ein sehr wesentliches Kriterium für die Anerkennung des traumatischen Bandscheibenvorfalls ist der zeitliche Zusammenhang typischer Beschwerden mit dem angeschuldigten Ereignis. Die Neurotraumatologie lehrt, dass sich bandscheibenbedingte Beschwerden im Sinne von sensomotorischen Läsionen zeitlich unmittelbar an das Unfallereignis anschließen müssen. Handelt es sich mitunter zunächst um unspezifische, d. h. diffuse Schmerzen oder auch Sensibilitätsstörungen, ist das klassische radikuläre Syndrom dann spätestens 72 Stunden nach Unfall zu fordern.

Bei posttraumatisch operierten Verletzten wird man den intraoperativen Befund berücksichtigen müssen. Es werden hier sowohl freie als auch subligamentär gedeckte Sequester gesehen. Zeigt der intraoperative Befund eine ausgeprägte Zermürbung des Bandscheibengewebes, darf man diese auf eine vorbestehende Diskusdegeneration zurückführen und den Unfallzusammenhang kritisch beurteilen. In diesen Fällen ist das angeschuldigte Trauma nur als Gelegenheitsursache mit Manifestation eines vorbestehenden Schadens zu bewerten. Der Nachweis vorbestehender ossärer Abstützungsreaktionen sichert die gutachterliche Beweisführung.

Die gutachterliche Stellungnahme zu einer HWS-Beschleunigungsverletzung fordert die Einsicht in sämtliche bildgebende Verfahren, denn nur so ist der objektive Beweis, dass es zu einer strukturellen Verletzung kam – oder auch nicht kam – zu führen.

Die Graduierung der Verletzungsschwere von HWS-Beschleunigungsverletzungen sollte interdisziplinär, d. h.

Bildgebende Verfahren sind für eine gutachterliche Stellungnahme zu einer HWS-Beschleunigungsverletzung unerlässlich

Tabelle 3: Schweregrad der Verletzungen bei HWS-Traumen	
Schweregrad	**Symptomatik**
I	Schmerzsymptomatik nicht über 72–96 Stunden. Keine diagnostisch erfassbaren strukturellen Veränderungen
II	Symptomdauer bis 3 Wochen nach Schadensereignis. Objektive Feststellung des muskulären Hartspannes und „pain release" unter Physiotherapie
III	Radiologisch objektivierbare Fehlstellung bis hin zum Ausmaß einer reversiblen Subluxation eines Bewegungssegments mit oder ohne neurolog. Störung
IVa	Luxation oder Luxationsfraktur der HWS, ggf. kombiniert mit neurolog. Störungen
IVb	Tödliches HWS-Beschleunigungstrauma

unter Berücksichtigung radiologischer und neurologischer Beurteilungen erfolgen. Zu Beurteilung des Schweregrades vgl. Tabelle 3.

Die vorgestellte Graduierung verlangt den Nachweis struktureller Verletzungen.

Da diese erfassbaren Veränderungen beim Schweregrad I und II nicht vorliegen, ist es verletzungsbedingt nur zu einem Weichteiltrauma im Sinne der Zerrung (Distorsion) der nackenstabilisierenden Muskulatur gekommen.

Diese Verletzungen heilen unter entsprechenden ärztlichen Maßnahmen in einem Zeitraum bis sechs Wochen folgenfrei aus. Es liegt keine Notwendigkeit zur Bemessung von MdE/GdB vor.

Schwere Verletzungen erfordern eine neurologische Beurteilung

Der Schweregrad III lässt Hinweise struktureller Beteiligung im Sinne von ligamentären Läsionen erkennen, der Schweregrad IVa Verletzungen auf Makrostrukturebe-

November 2000

ne. Hier ist die gutachterliche Beurteilung des Folge-
zustandes auf neurologischem Fachgebiet erforderlich.
Die chirurgisch-orthopädische Begutachtung orientiert
sich am segmentalen Funktionszustand der Wirbelsäule.

Literatur

Anetzberger H, Friedl HP, Putz R, Trentz O (1997) Wirbelsäule.
    In: Platzer W, Trentz O (Hrsg) Posttraumatischer Infekt und
    Infektsanierung, Schädel, Wirbelsäule, Becken. Bd. 8.
    Thieme, Stuttgart
Denis FC (1983) The three column spine and its significance in
    the classification of acut thoraco lumbar spine injuries.
    Spine 8:817–831
Gertsbein SD (1992) Scoliosis Research Society. Multicenter
    spine fracture study. Spine 17:528–540
Junghanns H (1955) Wirbelsäule. In: Bürkle de la Camp H,
    Rostock P (Hrsg) Handbuch der gesamten Unfallchirurgie.
    Bd II. Enke, Stuttgart
Magerl F, Aebi M, Gertsbein SD, Harms J, Nazarian S (1994) A
    comprehensive classification of thoracic and lumbar
    injuries. EUR Spine J 3:184–201
Moorahend U (1993) Die Beschleunigungsverletzung der
    Halswirbelsäule. Gustav Fischer, Stuttgart, Jena, New York
Saboe LA, Reid DC, Davis LA, Warren SA, Grace MG (1991)
    Spine trauma and associated injuries. J. Trauma 31:43–48
Whitesides TE (1977) Traumatic kyphosis of the thoraco lumbar
    spine. Clin. Orthop. 128:78–92

Teil 10 ■ Haut und Hautanhangsgebilde

Inhalt

Finger- und Fußnägel   10 ▌02

Wolfram Sterry, Peter Schulze

INHALTSÜBERBLICK

Finger und Zehennägel tragen zum Schutz, zum Feingefühl
und auch zur Ästhetik bei. Ein blauer Nagel sieht nicht nur
unschön aus, subunguale Blutungen können auch leicht
mit subungualen Melanomen verwechselt werden. Außerdem können Anomalien der Nagelform als Indiz für interne
Erkrankungen genommen werden. Auch ohne ein weiteres
Organleiden, können für Patienten mit bestimmten Nagelanomalien bzw. Nagelatrophien einige Berufe nicht in Frage
kommen.

November 2000

Nomenklatur und Ätiopathogenese

Ein intakter Nagelapparat ist Voraussetzung für die Erfül-
lung zahlreicher Funktionen der Finger und Zehen. Der
Nagel trägt zum Feingefühl, zum Schutz und nicht zuletzt
zur Ästhetik der Finger und Zehen bei.

Nagelerkrankungen sind Folge von Schädigungen an
der Nagelplatte in Form von Matrixstörungen, am Nagel-
bett bzw. der Nagelumgebung. Kombinationen von Teil-
schäden sind häufig und treten klinisch als Verformung,
Konsistenzänderung oder Verfärbung der Nägel zu Tage.

Nagelveränderungen können genetisch bedingt oder
erworben sein. Sie können außerdem irreversibel oder re-
versibel sein.

Diagnostik

Die Nagelanomalien werden makroskopisch diagnosti-
ziert. Bei Verdacht auf eine mykotische Infektion wird sowohl der mikroskopische als auch der kulturelle Pilznach-
weis geführt. Bei subungualen Blutungen, die mit sub-

10 ▌02 | 02

Makroskopische
und mikroskopische
Diagnostik

ungualen Melanomen verwechselt werden können, stellt die Auflichtmikroskopie ein wichtiges diagnostisches Verfahren dar.

Zusammenhangsfragen

Nagelveränderungen können genetisch fixiert sein. Sie können Ausdruck der Mitbeteiligung im Rahmen von schwer verlaufenden Dermatosen bzw. schwer verlaufenden Systemerkrankungen sein.

Bewertung nach dem Sozialrecht

Die Anomalien der Nagelform (Uhrglasnägel, Trommelschlegelfinger, Löffelnägel, Trompetennagel, Röhrennagel, Hakennagel u. a.) sind gelegentlich für die Berufswahl ausschlaggebend. Für die Feststellung einer Behinderung erlangen sie insofern Bedeutung, dass sie in vielen Fällen erworben sind und ein Indiz für interne Erkrankungen darstellen.

Eine Onychoatrophie kann mit und ohne Pterygiumbildung bei einigen in der Regel schwer verlaufenden Dermatosen (Lichen ruber planus, Stevens-Johnson-Syndrom, vernarbendes Pemphigoid, Psoriasis) auftreten. Sie findet bei der durch die „Grundkrankheit" evtl. bedingten MdE Berücksichtigung.

Die Onychoatrophie per se kann eine MdE von 50% hervorrufen, weil betroffenen Patienten viele Berufe mit überwiegend manuellen Tätigkeiten verschlossen sind. Dazu kommen häufig noch erhebliche psychische Störungen, sodass insgesamt eine noch höhere MdE entstehen kann.

November 2000

Berufsausübung

10 ∎ 02 | 05

Wie bereits erwähnt, kommen einige Berufe für Patienten mit bestimmten Nagelanomalien bzw. Nagelatrophien nicht in Frage.

Sonderfragen im öffentlichen Dienstrecht

10 ∎ 02 | 06

Fragestellungen im öffentlichen Dienstrecht ergeben sich nicht.

Prognose

10 ∎ 02 | 07

Genetisch bedingte Nagelläsionen lassen sich nicht beeinflussen, bei Nagelatrophie sind kosmetische Korrekturen möglich. Wenn die Nagelveränderungen Ausdruck eines Organleidens sind, wird die Prognose durch dieses Leiden bestimmt.

Die Prognose wird durch ein eventuell vorliegendes Organleiden bestimmt

Fahreignung

10 ∎ 02 | 08

Als Folge von Nagelerkrankungen ergibt sich keine Beeinträchtigung der Fahreignung.

Rehabilitation

10 ∎ 02 | 09

Eine Rehabilitation ist prinzipiell nur bei behandelbaren Nagelerkrankungen, z. B. Mykosen, möglich.

Haare   10 ∎ 03

Wolfram Sterry, Peter Schulze

INHALTSÜBERBLICK

Das Kopfhaar ist ein wichtiger Bestandteil des äußeren Erscheinungsbildes.

Haarausfall kann erhebliche psychische Probleme hervorrufen, sodass die Zusammenarbeit mit Psychologen gefordert sein kann, um eine MdE festzulegen. In Fällen, wo auch Augenbrauen und Wimpern fehlen, kann die MdE bei 50% liegen.

Man unterscheidet erworbenen und angeborenen Haarausfall. Aber auch das Gegenteil – eine dramatisch einsetzende Überbehaarung – kann auftreten und muss als Zeichen für einen möglichen Tumor gewertet und untersucht werden.

Nomenklatur und Ätiopathogenese   10 ∎ 03 | 01

Das Haarkleid spielt in der Evolution eine unterschiedliche Rolle. Für den Menschen ist seit einigen tausend Jahren wie in der Gegenwart besonders das Kopfhaar ein wichtiger Bestandteil des äußeren Erscheinungsbildes. Erkrankungen oder Anomalien des Haarapparates stellen für den Betroffenen oft ein Problem dar, obwohl diese Erkrankungen medizinische Relevanz im engeren Sinn weniger erlangen.

Neben dem erworbenen Haarausfall, der in eine Alopezie und schließlich eine Haarlosigkeit (Glatze) einmünden kann, existiert die angeborene partielle oder totale Haarlosigkeit (= Hypo- oder Atrichie).

Den Vorgang des Haarausfalls bezeichnet man als Effluvium. Man unterscheidet diffuses und umschriebenes, außerdem vernarbendes und nicht-vernarbendes Effluvium.

Verschiedene Arten von Haarausfall

Die häufigste Form des Haarausfalls ist das Androgeneffluvium, dessen Prävalenz bei postpuberalen Personen zwischen 30% und möglicherweise 80% geschätzt wird. Diese Form des Haarausfalls tritt bei beiden Geschlechtern etwa gleich häufig auf. Da sie bei Frauen allerdings in höherem Lebensalter auftritt und es selten zur Glatzenbildung kommt, wird irrtümlich eine deutliche Androtropie angenommen.

Haarausfall kann das Leistungsvermögen beeinträchtigen

Junge Männer können unter frühzeitig und exzessiv einsetzendem Haarverlust erhebliche psychische Alterationen erleiden, sodass sie sich trotz kosmetisch hervorragenden Haarersatzes minderwertig fühlen und ihre Leistungsfähigkeit dadurch deutlich reduziert wird. Gelingt es dem Dermatologen nicht, den Betroffenen von der medizinischen Harmlosigkeit des Haarverlustes zu überzeugen, ist eine Zusammenarbeit mit einem Psychiater und/oder Psychologen dringend erforderlich, um Vorschläge für eine eventuelle MdE zu unterbreiten.

Haarausfall kann sehr unterschiedlich verlaufen

Der umschriebene Haarausfall (= Alopecia areata) ist vermutlich autoimmunologisch bedingt, verläuft in Schüben und kann auch eine permanente Alopezie nach sich ziehen.

Prognostisch sind drei Verläufe zu unterscheiden:

- Spontanheilung;
- chronisch-rezidivierend, wobei sich das Krankheitsgeschehen nach gelegentlich jahrelangem Verlauf unter Hinterlassung einiger permanent haarloser Bezirke erschöpft;
- progredienter Verlauf, der schließlich zur Alopecia areata totalis oder universalis führt. Bei der Alopecia areata totalis ist das gesamte Kapillitium betroffen bei der Alopecia areata universalis sind auch behaarte Körperregionen befallen.

Die Hypertrichosen können angeboren oder erworben sein, eine Körperregion (=lokalisiert) oder das gesamte Integument (=generalisiert) betreffen.

Diagnostik

10 ■ 03 | 02
Mikroskopische
und histologische
Untersuchung

Mittels Trichogramm wird nach mikroskopischer Betrachtung der Haarwurzeln der Anteil der Telogenhaare bestimmt. Außerdem kann die Rate der Anagenhaare und ihre Textur (dystrophe Anagenhaare) ermittelt werden. Durch histologische Untersuchung einer Probebiopsie der Kopfhaut wird die Unterscheidung in vernarbendes und nichtvernarbendes Effluvium möglich.

Zusammenhangsfragen

10 ■ 03 | 03

Es sollte immer versucht werden, die Ursache des Haarausfalls bzw. der Überbehaarung zu ermitteln, um günstigenfalls eine Heilung zu erreichen. Es gibt jedoch Krankheiten, die obligat zu irreversiblem Haarverlust führen.

Die generalisierte erworbene Hypertrichose gilt als (fast) obligate Paraneoplasie, wobei zwischen Hypertrichose und Detektion des Tumors Jahre vergehen können. Diese dramatisch einsetzende Überbehaarung muss in jedem Fall eine sehr subtile Tumorsuche in Gang setzen, aus dessen Art und Schwere sich dann die MdE ableiten lässt.

Zwischen Behaarung
und Tumoren kann
ein Zusammenhang
bestehen

Bewertung nach dem Sozialrecht

10 ■ 03 | 04
Manchmal ist
trotz kosmetischer
Korrekturmöglich
keiten eine MdE
von 50% gegeben

Die Alopecia areata universalis, besonders wegen des gleichzeitigen Verlustes von Kopfhaaren, Augenbrauen und Wimpern kann eine MdE von 50% hervorrufen. Bei weiblichen Kranken entwickelt sich eine ausgesprochene Menschenscheu, sodass sie häufig nur in kleinsten Arbeitskollektiven und ohne Publikumsverkehr eingesetzt

werden können. Trotz guter kosmetischer Korrekturmög-
lichkeiten, z.B. Tätowieren von Augenbrauen, künstlicher
Wimpern und gutsitzender Perücken verlieren diese Pa-
tientinnnen ihre Minderwertigkeitsgefühle nur selten, zu-
mal im gesellschaftlichen Umfeld Haarkrankheiten eher
schwer toleriert werden.

Episodische Haarausfälle beispielsweise nach massiven
Blutverlusten, schweren Infektionskrankheiten, Schock-
zuständen, Exazerbationen von Systemkrankheiten (z.B.
Kollagenosen), besonderen Diäten und besonderen Medi-
kamenten erlangen für die Begutachtung keine Relevanz.
Der Hirsutismus stellt ebenso wie die früheinsetzende an-
drogenetische Alopezie des Mannes eher ein psychisches
als ein somatisches Problem dar und bedarf, wie bereits
erwähnt, der Zusammenarbeit mit Vertretern des entsprechenden Fachgebietes.

Haarausfall nach
Blutverlust, Schock
u.a. ist kein
bleibender Verlust
und in der
Begutachtungspraxis
nicht relevant

10 ∎ 03 | 05   Berufsausübung

Keine
Einschrankungen
für das Berufsleben

Nach kosmetisch befriedigender Korrektur des interkur-
renten bzw. permanenten Haarverlustes beispielsweise
durch Perücken ergeben sich keine Einschränkungen für
das Berufsleben.

10 ∎ 03 | 06   Sonderfragen im öffentlichen Dienstrecht

Fragestellungen im öffentlichen Dienstrecht ergeben sich
nicht.

10 ∎ 03 | 07   Prognose

Die Prognose ist
um so besser,
je später der
Haarausfall eintritt

Die Prognose einer der häufigsten Haarerkrankungen, des
androgenetischen Haarausfalls, ist durch die Therapie mit
5-Alpha-Reduktasehemmern deutlich verbessert worden.

Die Prognose der Alopecia areata hängt von der Familienanamnese, assoziierten Systemerkrankungen, der An-

zahl der Herde, ihrer Bestandsdauer, der Erstmanifestation und Rezidivhäufigkeit ab. Eine Erstmanifestation im
Erwachsenenalter hat eine deutlich bessere Prognose;
auch wenige Rezidive lassen eine gute Prognose zu.

Fahreignung

Eine Beeinträchtigung der Fahreignung besteht durch die
Haarerkrankung nicht, kann aber durch die assoziierte
Grundkrankheit bedingt sein.

Rehabilitation

Im Regelfall sind spezielle rehabilitative Maßnahmen
nicht indiziert.

November 2000

Bindegewebe

10 ∎ 04

Wolfram Sterry, Peter Schulze

INHALTSÜBERBLICK

Zu den chronischen Bindegewebserkrankungen gehören der Lupus erythematodes, die Sklerodermie und die Dermatomyositis. Bei allen drei Krankheiten liegt eine gestörte Immunregulation vor und die Prognose wird durch den Organbefall bestimmt.

Beim chronisch-diskoiden Lupus erythematodes ist der Patient stark empfindlich gegen Sonnenlicht, sodass er keine berufliche Tätigkeiten im Freien ausüben kann. Für die endgültige Festsetzung der MdE müssen evtl. gleichzeitig bestehende Organschäden berücksichtigt werden.

Bei Sklerodermie ist der Patient sehr kälteempfindlich und Bewegungseinschränkungen führen zu einer MdE.

Nomenklatur und Ätiopathogenese

10 ∎ 04 | 01

Die chronischen Bindegewebskrankheiten werden irrtümlich auch als „Kollagenosen" bezeichnet. Dieser Begriff wurde 1935 von Klemperer eingeführt; allerdings ist das namensgebende kollagene Bindegewebe nicht die entsprechende erkrankte Struktur. Vielmehr findet sich eine fibrinoide Degeneration des Kollagens in Läsionen des Lupus erythematodes.

Zu den chronischen Bindegewebserkrankungen zählen auf dermatologischem Gebiet der Lupus erythematodes, die Sklerodermie und die Dermatomyositis. Diesen Krankheiten gemeinsam ist eine gestörte Immunregulation sowohl auf zellulärer als auch humoraler Ebene. Die Attacke des eigenen Immunsystems gegen körpereigene Zellen bzw. Zellbestandteile kann praktisch zu pathologischen Veränderungen an jedem Organsystem des Körpers führen.

Bei den chronischen Bindegewebserkrankungen können Störungen des Immunsystems zu Veränderungen an vielen Organen führen

November 2000

Eine Beteiligung des lichtexponierten Integuments tritt in 70–80% der Fälle auf, ein Schleimhautbefall (Lippen, Mundhöhle, Auge) in ca. 20%, verläuft aber oft klinisch asymptomatisch.

10 ∎ 04 | 02

Diagnostik

Für die Diagnose „Kollagenose" gibt es keinen pathognomischen Befund, sondern sie wird auf Grund typischer Befundkonstellationen bzw. klinischer Symptome gestellt.

Typische Symptome

Zu den Symptomen gehören

- beschleunigte Blutsenkung,
- Leukopenie,
- Hypergammaglobulinämie,
- Autoantikörper,
- hohes Fieber,
- Myalgien/Arthralgien,
- Lichtüberempfindlichkeit,
- Verhärtung der Haut,
- Abnahme der Tränen- und Speichelflüssigkeit.

Für die Diagnostik sind je nach betroffenem Organsystem Biopsien erforderlich, bzw. Funktionstests oder elektrophysiologische Untersuchungen sind angeraten.

10 ∎ 04 | 03

Zusammenhangsfragen

Beim CDLE (chronisch-diskoiden Lupus erythematodes) stellt die Haut den Hauptmanifestionsort der Erkrankung dar. Wegen der obligaten exzessiv gesteigerten Photosensitivität können Patienten trotz regelmäßiger Anwendung von Sonnenschutzmitteln keine Tätigkeiten im Freien verrichten. Die Arbeitsbereiche für solche Patienten sind darum deutlich reduziert.

Patienten mit CDLE bedürfen einer konsequenten ärztlichen Überwachung, da einerseits Übergänge in einen systemischen Lupus erythematodes möglich sind und andererseits ein gewisses Risiko zur Entwicklung von Plattenepithelkarzinomen in abgeheilten, vernarbten Lupus-erythematodes-Läsionen besteht.

Ständige ärztliche Kontrollen sind notwendig

Bei der systemischen Sklerodermie ist die gesteigerte Kälteempfindlichkeit in Form des Raynaudsyndroms ein Kardinalsymptom, sodass jede Kälteexposition zur Verschlimmerung der Erkrankung führen kann.

Kälte verschlimmert systemische Sklerodermie

Bewertung nach dem Sozialrecht

Für den Lupus erythematodes der Haut kann die MdE 20% betragen. Die endgültige Festsetzung der MdE darf jedoch nur unter Berücksichtung gleichzeitig bestehender anderer Organalterationen geschehen.

MdE bei Lupus erythematodes kann 20% und bei Organbefall auch wesentlich mehr betragen

Da sowohl die systemische Sklerodermie als auch die Dermatomyositis Allgemeinerkrankungen darstellen, lässt sich eine „spezifische" dermatologische MdE nicht veranschlagen.

Bei voller Ausprägung des Krankheitsbildes beträgt die MdE 80–100%.

Die häufigste und mildeste Form der zirkumskripten Sklerodermie ist die Plaqueform, bevorzugt am Rumpf lokalisiert. Der Krankheitsverlauf ist in der Regel selbstlimitierend und mündet in ein oft hyperpigmentiertes, atrophisches Stadium ein. Bei isolierten Herden ist keine MdE abzuleiten.

Der lineäre Typ beginnt zwar meist im Kindesalter, kann sich aber auch im frühen Erwachsenenalter erstmanifestieren. Er zeigt einen schwereren Verlauf, da tiefe Faszien in den Krankheitsprozess einbezogen werden. Dadurch kann es zur straffen Umkleidung der Muskulatur

Bei schwererem Verlauf einer Sklerodermie kann es zu Atrophie von Bindegewebe, Muskeln und Knochen kommen

3

kommen, woraus sich einerseits erhebliche Bewegungseinschränkungen und andererseits beispielsweise ein Kar-
paltunnelsyndrom entwickeln können. Im weiteren Verlauf folgen Schrumpfung und Atrophie des Bindegewebes,
u. U. auch der Muskulatur und der Knochen.

Die komplett ausgebildete lineäre Variante kann eine
gesamte Körperhälfte betreffen und bei Beginn im Kindesalter zu einer Verkürzung der entsprechenden Extre-
mität führen.

Bei Bewegungsein-
schränkungen liegt
eine MdE von bis
zu 30% vor

Trotz immunsuppressiver Therapie lässt sich dieser
Defekt nicht beheben, sodass eine MdE von 20–30% entstehen kann.

Eine weitere Sonderform, die eosinophile Fasziitis
(Shulmansyndrom), geht ebenfalls häufig mit einer De-
fektheilung einher, wie Beugekontrakturen, Ab- und Ad-
duktionseinschränkungen. Sie führt zu einer MdE von
20–30%.

10 ▌ 04 | 05   Berufsausübung

Durch hohe
Empfindlichkeit
gegen UV-Strahlen
verbieten sich bei
Lupus erythematodes
Tätigkeiten im Freien

Die Einschränkungen im Berufsleben resultieren aus der
jeweils vorherrschenden Organalteration. Wichtig für alle
Formen des Lupus erythematodes ist wegen der gesteigerten Photosensitivität ein zuverlässiger UV-Schutz, d. h.
Tätigkeiten im Freien sollten unterbleiben.

10 ▌ 04 | 06   Sonderfragen im öffentlichen Dienstrecht

Fragestellungen im öffentlichen Dienstrecht ergeben sich
nicht.

10 ▌ 04 | 07   Prognose

Die Prognose der
Bindegewebserkran-
kungen wird durch
den Organbefall
bestimmt

Die Prognose des Lupus erythematodes, der systemischen
Sklerodermie und der Dermatomyositis wird insgesamt
durch den Organbefall (Herz, Nieren, Gelenke, blutbilden-
des System) bestimmt.

Sie ist quoad sanationem wegen der Mannigfaltigkeit der Organalterationen infaust zu stellen. Die Prognose wird unter anderem durch

- Raynaudsymptomatik,
- pulmonale Insuffizienz,
- renale Insuffizienz,
- muskuläre Insuffizienz,
- Polyarthralgien,
- nutritive Dysbilance in Folge Dysphagie oder gastrointestinaler Motilitätsstörungen bestimmt.

Durch zahlreiche supportive Maßnahmen lassen sich die Beschwerden lindern bzw. in ihrer Progression aufhalten.

Fahreignung

Eine Beeinträchtigung der Fahreignung kann einerseits durch aktuelle Therapieformen – wie beispielsweise Tagessteroiddosen von 100 mg und mehr – bedingt sein, andererseits durch krankheitsbedingte Defektzustände – insonderheit bei der systemischen Sklerodermie.

10 ∎ 04 | 08
Die Fahreignung kann unter bestimmten Bedingungen eingeschränkt sein

Rehabilitation

Eine Rehabilitation des kutanen Lupus erythematodes ist meist nicht erforderlich, stark vernarbende Läsionen im Gesicht können durch eine Camouflage abgedeckt werden. Die systemische Variante erfordert oft eine jahrelange Therapie, sodass dadurch bedingte Nebenwirkungen unvermeidbar sind. Ziel der Therapie ist die Unterdrückung der akuten Symptomatik. Außer der klinischen Beobachtung eignet sich die Dynamik der Anti-dsDNS-Antikörper, d. h. deren Regredienz, gut als Therapiekontrolle.

Diese Antikörperspezifität kommt bei der systemischen Sklerodermie selten vor, hier sind allein klinische

10 ∎ 04 | 09
Manchmal ist ein jahrelange Therapie erforderlich

Spezielle Physiotherapie bei Sklerodermie

Befunde, unterstützt durch objektivierbare Funktionstests (Lungenfunktion, akrale Wiedererwärmungszeit u. a.) ausschlaggebend. Eine spezielle Physiotherapie kann unterstützend zur medikamentösen Therapie eingesetzt werden.

Spricht eine Dermatomyositis schlecht auf die Therapie an, kann dies auf einen Tumor hindeuten

Neben einer medikamentösen Langzeittherapie ist bei der Dermatomyositis eine angepasste physikalische Therapie sinnvoll. Ein schlechtes therapeutisches Ansprechen sowie verzögerte regrediente CK-Werte weisen häufig auf die Assoziation mit einem internen Neoplasma hin; die Inzidenz wird mit 25–75% angegeben. Auch bei sehr genauer diagnostischer Vorgehensweise kann der assoziierte Tumor gelegentlich erst in tabula festgestellt werden.

Einige Formen können spontan, meist mit Defekten ausheilen.

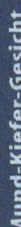

Das medizinische Gutachten

17. Mund-Kiefer-Gesicht

Inhalt

November 2000

Mund – Kiefer – Gesicht   17 ∎ 01

Norbert Schwenzer, Erich Körber

November 2000

INHALTSÜBERBLICK

Die Mund-Kiefer-Gesichts-Region ist eine an Nerven und Gefäßen reiche Region. Sie enthält das stomatognathe System mit Mundhöhle, Zahnsystem und Zunge. Das Gesichtsskelett einschließlich Orbita und Auge und die Gesichtsweichteile samt Muskulatur bilden das Gesicht. Durch vielfältige Schädigungsmöglichkeiten wie Erkrankungen, Verletzungen, angeborene Fehlbildungen und leider auch Behandlungsfehler, ist diese Region häufig in Begutachtungen verschiedenster Art involviert. Auch berufsbedingte Erkrankungen sind vereinzelt möglich. Außerdem spielen die „ästhetische Chirurgie" und Fragen der Arzthaftung hier natürlich ein Rolle.

Die Begutachtungen von Zahnverlust und Zahnersatz, Entzündungen und Verletzungen sind besonders häufig. In einer Tabelle sind die Richtsätze für die Bewertung der MdE übersichtlich aufgelistet; Fallbeispiele und drei Beispiele freier Gutachten runden das Kapitel ab.

Nomenklatur und Ätiopathogenese   17 ∎ 01 ∣ 01

Unter der Region Mund-Kiefer-Gesicht werden das Gesichtsskelett, die Gesichtsmuskulatur, die Gesichtshaut, die Organe und Drüsen sowie das so genannte stomatognathe System (Zähne – Kaumuskulatur – Kiefergelenke) und die Mundschleimhaut zusammengefasst. Auf Grund der vielfältigen Schädigungsmöglichkeiten durch Erkrankungen, Verletzungen und angeborene Fehlbildungen, nicht zuletzt auch durch Behandlungsfehler, kann diese Region häufig in Begutachtungen verschiedenster Art involviert sein. Eine Untersuchung von 69 Haftpflicht-

Die Region Mund-Kiefer-Gesicht ist häufig in Begutachtungen verschiedenster Art involviert ansprüchen, die in 36 Fällen Zahnärzte, in 28 Fällen Mund-Kiefer-Gesichtschirurgen betrafen, ergab, dass es sich in ungefähr einem Drittel der Fälle, genau 21-mal, um Nervschäden handelte (Anvari 1995). Die von Mallach et al. (1993) zusammengestellten Kunstfehlerverfahren lassen erkennen, dass die Chirurgie bei weitem am häufigsten in Ermittlungs- und Strafverfahren involviert ist.

Krankheits- und altersbedingte Zahnverluste

Karies ist nach wie vor die Hauptursache für Zahnverlust

Häufigste Ursache für Zahnverluste im Milchgebiss und bleibenden Gebiss ist die Karies mit ihren Folgekrankheiten. An nächster Stelle stehen die so genannten Zahnbetterkrankungen.

Entsprechende Vorsorgemaßnahmen – Fluortabletten, Fluoridierung der Zähne, regelmäßige Gebisskontrollen (Schuluntersuchung) und gesunde Ernährung – haben einen deutlichen Rückgang der Karies bewirkt.

Berufsbedingt kann Karies bei Bäckern auftreten

Die Karies ist jedoch nach wie vor die Hauptursache für Zahnverluste. Bei 25% der Bevölkerung besteht eine hohe Kariesaktivität. Wenn eine konservative Therapie durch Füllung, Krone, Wurzelkanalbehandlung nicht mehr möglich ist, ist eine Zahnentfernung angezeigt. Im Milchgebiss wird im Allgemeinen keine Wurzelkanalbehandlung vorgenommen. Berufsbedingten Kariesbefall gibt es u. a. in Form der so genannten Bäckerkaries, hervorgerufen durch vermehrte Mehlstaubablagerung, vor allem an den Frontzähnen.

Auch Zahnbetterkrankungen sind Ursache für Zahnverlust

Neben Karies sind bei Erwachsenen Zahnbetterkrankungen (Parodontopathien) Ursache für eine zunehmende Zahnlockerung mit nachfolgendem Zahnverlust.

Zu den berufsbedingten Zahnfleisch-Zahnbett-Erkrankungen gehört auch der so genannte Bleisaum (ein Symptom der chronischen Bleivergiftung), sowie der Wismutsaum. Zu erwähnen sind hier auch die durch Medikamente bedingten Zahnfleischhyperplasien, hervorgerufen durch Hydantoinpräparate und Immunsuppressiva.

Funktionsstörungen des stomatognathen Systems

Zähne, Kaumuskulatur und die Kiefergelenke stellen eine funktionelle Einheit dar. Eine Störung bzw. eine krankhafte Veränderung einer dieser Komponenten kann vielfach zu schmerzhaften Einschränkungen der Unterkieferbewegung und der Kaufunktion führen. Ursächlich kommen hier verschiedene Störungen in Betracht.

Störungen
des stomatognathen
Systems behindern
die Kaufunktion

Im Bereich der Zähne können Lücken im Seitenzahnbereich, Gleithindernisse durch zu hohe Füllungen und Kronen oder fehlerhafte Prothesen Okklusionsstörungen verursachen, die sekundär zu einer Inkoordination der Kaumuskulatur führen. Dies kann wiederum Auswirkungen auf die Kiefergelenkfunktion haben, was sich z.B. in atypischen Gelenkgeräuschen (Knacken) äußern kann und auch vielfach Schmerzen verursacht. Andererseits können auch so genante Parafunktionen der Kaumuskulatur – hier vor allem „Pressen" – Verspannungen in der Kaumuskulatur hervorrufen, die vielfach psychisch bedingt sind und zu Gesichtsschmerzen führen, deren Ursache häufig nicht erkannt wird. Eine Verwechslung mit echten Neuralgien ist keine Seltenheit. Dieses Krankheitsbild wird auch als Myoarthropathie bezeichnet.

Okklusionsstörungen
können sich auf die
Kiefergelenkfunktion
auswirken

Diese beiden Krankheitsbilder sind am häufigsten. Als dritte Hauptursache für Schmerzzustände kommen primäre krankhafte Veränderungen eines oder beider Kiefergelenke in Betracht. Hier sind vor allem Traumafolgen (Kapitulum- und Kollumfrakturen) und arthrotische Gelenkveränderungen zu nennen.

Kiefergelenksveränderungen

Entzündliche von Zähnen ausgehende Weichteil- und Knochenprozesse

Marktote Zähne
können Abszesse
hervorrufen

Entzündliche Erkrankungen der Mund-, Kiefer- und Gesichtsregion werden in vielen Fällen durch marktote Zähne hervorgerufen. Meistens kommt es zunächst zu einer apikalen Ostitis. Je nach Zusammensetzung und Menge der Bakterien kann es zu Infiltraten und Abszessen in unmittelbarer Umgebung des Alveolarfortsatzes kommen, die sich als so genannte submuköse Abszesse darstellen. Fistelbildungen sind Ausdruck eines chronischen Verlaufs. Als schwerwiegendere entzündliche Prozesse gelten die so gennanten Logenabszesse, die je nach Lokalisation von außen eröffnet werden müssen. Schwerste und bedrohliche Entzündungsform sind Phlegmonen, die allerdings selten zu beobachten sind.

Parästhesien
können als
Frühsymptom einer
Knochenentzündung
gedeutet werden

Greift die Entzündung auf den Knochen (meist den Unterkiefer) über, spricht man von einer Knochenentzündung – früher als Osteomyelitis bezeichnet. Es handelt sich dabei vielfach um eine sequestrierende Entzündung, die zum Verlust mehr oder weniger großer Knochenbezirke führen kann. Als Frühsymptom werden Parästhesien (Kribbeln) einer Lippenhälfte (Reizung des N. alveolaris inferior) angesehen, bekannt als so genanntes Vincentphänomen. Die Parästhesien sind Ausdruck des Übergreifens der Entzündung auf den Mandibularkanal.

Knochenentzündung
nach Strahlentherapie

Eine besondere Form einer Knochenentzündung nach Strahlentherapie ist die infizierte Osteoradionekrose. Sie beruht auf einer Superinfektion – meist durch tote und beherdete Zähne – eines im Verlauf einer Strahlentherapie devitalisierten Knochens. Sie kann unbehandelt zu Teilverlusten des befallenen Knochenanteils führen.

Entzündliche Prozesse des Knochens und/oder der Weichteile können mitunter nach Frakturen und Weichteilverletzungen des Gesichts auftreten. Zu nennen sind außerdem Entzündungen, die von Haarbälgen ausgehen wie Furunkel und Karbunkel.

Im Verlauf ärztlicher Maßnahmen und vor allem nach Operationen spielen Wundinfektionen eine wichtige Rolle, da im Gesicht vielfach „ästhetische Störungen" damit verbunden sein können. Sie können auf Nichtbeachtung der Hygienevorschriften oder unzureichend antibakterieller Therapie beruhen, was zu forensischen Weiterungen führen kann.

Ästhetische Störungen durch Wundinfektionen sind gutachterlich relevant

Verletzungen des Gesichtsskelettes und der Weichteile

Verletzungen und deren Folgen sind sehr häufig Gegenstand gutachterlicher Untersuchungen. Bei den Knochenverletzungen wird unterschieden zwischen Verletzungen

Folgen von Knochenverletzungen im Gesicht sind häufig Gegenstand von Gutachten

∎ der Zähne,
∎ der Alveolarfortsätze,
∎ des Unterkiefers,
∎ des Mittelgesichts.

Am Zahnsystem sind Zahnverluste, Zahnluxationen und Zahnfrakturen relativ häufige Unfallfolgen, die auch kombiniert mit Frakturen des Gesichtsskeletts auftreten können. Zahnfrakturen und Zahnverluste bei Kindern können zu Wachstumsstörungen der Kiefer führen (Unfallspätfolgen).

Häufige Unfallfolgen

Bei den Frakturen des Gesichtsskeletts unterscheidet man Frakturen des Unterkiefers und Frakturen des Mittelgesichts.

Frakturen im Unterkiefer treten im Körper, im Ast und im Gelenkbereich auf. Gelenkfrakturen können zu

Frakturen des Gesichtsskeletts

späteren Funktionsstörungen führen. Unterkieferfrakturen gehen meistens mit Okklusionsstörungen durch Verschiebung der Zahnreihe einher. Bei Mittelgesichtsfrakturen werden zentrale (Typ Le Fort I, Le Fort II, Nasenbein- und Nasoethmoidalfrakturen), laterale (Jochbeinfrakturen) und zentrolaterale (Typ Le Fort III) Frakturen unterschieden. Zentrale und zentrolaterale Frakturen führen fast immer zu Okklusionsstörungen infolge Dislokation der fast immer mitbetroffenen zahntragenden Kieferanteile. Bei Frakturen des Mittelgesichts sind vielfach bedrohliche Blutungen vorhanden (A. maxillaris, Aa. ethmoidales).

Bei isolierten Jochbeinfrakturen kommt es fast immer zu Abflachungen der Wangenregion. Infolge Mitbeteiligung des Orbitabodens treten oft Funktionsstörungen des Auges in Form von Doppelbildern auf.

Bei den Weichteilverletzungen handelt es sich vorwiegend um Riss-Platzwunden oder Schnittwunden. Auch hier sind Blutungen aus der sehr gut durchbluteten Gesichtsregion sowie aus den Aa. temporalis und facialis möglich. Nervverletzungen betreffen die Nn. supraorbitalis, infraorbitalis, mentalis und facialis.

Die Therapie bei Frakturen besteht prinzipiell aus Wundversorgung, ggf. Tetanusprophylaxe, Reposition und Fixation der Fragmente (heute vorwiegend operativ mit Plattenosteosynthese), Wiederherstellung der Okklusion.

Mundschleimhautveränderungen – benigne und maligne Tumoren im Mund-Kiefer-Gesichtsbereich
Die Erkrankungen der Mundschleimhaut zeichnen sich durch große Vielfalt aus. Neben entzündlichen, durch Bakterien und Viren hervorgerufenen Veränderungen, Verhornungsanomalien und Dermatosen sind unter gut-

Funktionsstörungen des Auges bei Jochbeinfrakturen

Weichteilverletzungen

Verhornungsanomalien, Dermatosen und Prakanzerosen

achterlichen Aspekten besonders die Erkrankungen von Bedeutung, die als Vorstufen von Malignomen gelten. Zu den Präkanzerosen gehören die inhomogenen Formen der Leukoplakie und die Erythroplakie.

Zu nennen sind außerdem Veränderungen, die durch Zahnersatz hervorgerufen bzw. begünstigt werden, wie Prothesenstomatopathien und Prothesenrandfibrome. Auch Unverträglichkeitsreaktionen auf Prothesenkunststoffe und Metalle sind in diesem Zusammenhang zu erwähnen. Abgrenzungen gegenüber Intoxikationen z. B. mit Blei sind mitunter erforderlich.

Schleimhaut veränderungen durch Zahnersatz

Reizfaktoren, die zu Dauerläsionen der Mundschleimhaut führen, können sich in Ulzera äußern. In Betracht kommen

Ursachen von Ulzera

- Rauigkeiten an Prothesen,
- vorstehende Klammern,
- scharfe Kronenränder,
- überstehende Füllungen.

Kommt es nach Beseitigung derartiger mechanischer Reizfaktoren nicht zu einer Heilung, muss an ein malignes Geschehen gedacht werden.

Bei den benignen Tumoren handelt es sich um Granulationsgeschwülste, Fibrome, Hämangiome, Osteome, z. B. in Form des Torus mandibularis oder palatinus. Sie sind bei einer prothetischen Versorgung hinderlich und müssen entfernt werden.

Benigne Tumoren müssen vor Prothesenversorgung entfernt werden

Bei den malignen Tumoren nimmt das Karzinom die erste Stelle ein. Es stellt sich meistens als Ulkus dar. Daneben gibt es noch exophytisch wachsende Karzinome. Kennzeichnend ist ihre Metastasierung zunächst in die regionären Lymphknoten, dann in Form von Fernmetastasen. In der Mundhöhle tritt neben dem Mundhöhlen-

Mundhöhlenkarzinom

karzinom das adenoidzystische Karzinom (Zylindrom) auf, dessen Prognose ebenfalls ungünstig ist.

Lippenkarzinom

Lippenkarzinome entwickeln sich vielfach auf dem Boden atrophischer Schleimhaut- und Lippenrotveränderungen. Auch die Leukoplakie spielt hier als Präkanzerose eine Rolle.

Karzinome
der Kieferknochen

Bei den bösartigen Veränderungen der Kieferknochen handelt es sich meistens um Karzinome, die von der Mundschleimhaut auf den Knochen übergegriffen haben. Bei den primären Malignomen des Knochens sind die Osteosarkome zu nennen, die vorwiegend bei Jugendlichen auftreten. Im Gesicht nehmen die Basalzellkarzinome die erste Stelle unter den Malignomen ein.

Die nächst häufigsten Tumoren sind die Spinaliome, die im Gegensatz zu den Basaliomen metastasieren.

Melanome

Als weitere Tumorart sind die Melanome zu nennen, die sich in Form von Pigmentveränderungen ankündigen können. Hier sind u. a. Pigmentnaevi zu nennen.

Eine häufige Tumorart der Speicheldrüsen – insbesondere der Glandula parotis, die wegen ihrer engen topografischen Beziehungen zum N. facialis besondere Bedeutung hat – ist das pleomorphe Adenom. Die Speicheldrüsen, vor allem die Glandula parotis, können von Karzinomen verschiedenster Art befallen sein.

Angeborene Fehlbildungen

Man unterscheidet
verschiedene
Spaltbildungen

Spaltbildungen sind unter den zahlreichen angeborenen Fehlbildungen im Mund-Kiefer-Gesichtsbereich am häufigsten. Man unterscheidet:

∎ Lippen-Kiefer-Gaumenspalten (1-mal pro 500 Geburten), rechts und/oder links;

∎ Lippen- und Lippenkieferspalten (rechts und/oder links);

- isolierte Gaumenspalten (harter Gaumen rechts und/ oder links, weicher Gaumen Mitte);
- sämtliche Gewebsabschnitte von Oberlippe, Kiefer und Gaumen können von der Andeutung einer Spalte, über eine partielle Spalte bis zur breiten vollständigen Spalte getrennt sein.

Selten sind Gesichtsspalten (1 bis 5-mal pro 100000 Geburten), die quer oder schräg verlaufen, und Spalten der Unterlippe, des Unterkiefers und der Zunge.

An der Behandlung der LKG-Spalten, die im Säuglingsalter beginnt, sind verschiedene Fachgebiete beteiligt: Mund-Kiefer-Gesichtschirurg als Operateur, Kieferorthopäde, Pädiater und weitere Disziplinen, wie Hals-Nasen-Ohrenarzt, Logopäde, Zahnarzt.

Spezialisten verschiedener Fachrichtungen sind an der Behandlung von Gesichtsspaltbildungen beteiligt

Bei Gesichtsspaltbildungen ist auch der Neurochirurg involviert, sofern der Schädel mitbeteiligt ist. Zur Primärbehandlung gehören Spaltverschluss mit entsprechender Sprachtherapie; die Sekundärbehandlung umfasst die Durchführung von Sekundärkorrekturen, vorwiegend an Lippe und Nase.

Weitere Fehlbildungssyndrome mit Beteiligung des Knochens und der Weichteile sind

Fehlbildungssyndrome

- die Dysostosis mandibulofacialis,
- die Dysostosis cleidocranialis,
- das Goldenharsyndrom.
- der M. Crouzon und das Apert-Syndrom (Akrozephalosyndaktylie) mit Turmschädel, Retromaxillie, Hypertelorismus, bei denen der Schädel mitbeteiligt ist und operative Eingriffe erforderlich sind.

Skelettanomalien (Stellungsanomalien), die nach Durchbruch der bleibenden Zähne auftreten, nehmen in der

November 2000

Skelettanomalien
spielen in der
MKG-Chirurgie
eine große Rolle

MKG-Chirurgie einen breiten Raum ein. Es handelt sich hier vor allem um mandibuläre Prognathie, Retromaxillie, offenen Biss, Kreuzbiss. Diese immer mit einer Okklusions- und Artikulationsstörung einhergehenden Anomalien bedürfen in der Regel einer prä- und/oder postoperativen kieferorthopädischen Regulierungsbehandlung und skelettverlagernder Maßnahmen (Osteotomien).

Weiterhin sind in diesem Zusammenhang Formstörungen im Kinnbereich zu erwähnen (meist ein zu kleines oder „fliehendes" Kinn), die korrigiert werden können.

Bei Formstörungen der Nase, zu großer Nase, Höckernase, Schiefnase können entsprechende Korrekturoperationen vorgenommen werden.

Altersveränderungen des Gesichtes

Altersveränderungen
der Haut

Das Altern der Haut ist ein physiologischer Vorgang, der besonders im Gesicht früh sichtbar wird. Generell umfassen Altersveränderungen regressive Vorgänge, die in höherem und hohem Lebensalter in zunehmendem Maß auftreten. Die Altersveränderungen der Haut sind charakterisiert durch eine Verschmälerung der Epidermis. Das Korium zeigt eine Verringerung der elastischen Fasernetze, z. T. mit Unterbrechungen und Faserverklumpungen. Die kollagenen Fasern erscheinen verdickt und verbacken. Folge ist die typisch schlaffe Haut mit Faltenbildung und vermindertem Turgor. Im hohen Lebensalter können Verzögerungen der Wundheilung an Hautwunden und Knochenwunden auftreten. Häufig wird durch Zahnverlust und mitunter unzureichende prothetische Versorgung der periorale Bereich durch eine eingefallene Oberlippe zusätzlich ungünstig beeinflusst. Durch die Erschlaffung der Oberlippenmuskulatur kann das sichtbare Lippenrot invertiert und somit die Lippenrothöhe verschmälert werden. Neben der Hauterschlaffung sind an den Lidern auch Fetthernien infolge Tonusverlust der Muskulatur vorhanden, die fälschlich als „Tränensäcke" bezeichnet werden. Am Hals sind die so genannten klaffenden Platysmaränder oft Ursache für submentale Runzeln oder Strangfalten. Durch Absacken der Wangenweichteile werden kleine Polsterbäckchen dorsal des Kinns hervorgerufen. Der Wunsch, Altersspuren vorwiegend an Lidern und Hals beseitigen zu lassen, rangiert an erster Stelle.

Weiterhin sind die so genannten Altersflecken – braune Hyperpigmentierungen – und Hyperkeratosen zu nennen. Das Spektrum der hier zur Anwendung kommenden Therapieformen ist breit, wie z. B. die verschiedenen Formen der Gesichtsstraffung (Face lift), die Lidplastiken zur Beseitigung überhängender Lidhaut sowie die Liposuktion (Fettabsaugung). Auch Faltenunterspritzungen oder Hautabschleifmaßnahmen werden angewandt. Einen breiten Raum nehmen Laserbehandlungen bei entsprechender Indikation ein. Zum Bereich der „ästhetische Chirurgie" gehören auch Eingriffe zur Beseitigung von Formstörungen der Nase.

Die „ästhetische Chirurgie" soll Altersspuren beseitigen

Diagnostik, Untersuchungsmethoden und -kriterien

17 ∎ 01 | 02

Die Diagnostik beruht grundsätzlich auf Anamneseerhebung, klinischer Untersuchung und bildgebender Untersuchung.

Die Anamnese umfasst Familienanamnese, Sozialanamnese und spezielle Anamnese. Zu letzterer gehören

Anamnese

∎ extraoraler Befund, mit Inspektion der
  — Hautbeschaffenheit,
  — Gesichtsweichteile,
  — Kaumuskulatur,

— Nervfunktion (Nn. trigeminus, facialis, vestibulo-cochlearis, abducens, glossopharyngeus, N. vagus, N. hypoglossus),

— Kiefergelenkfunktion,

— Stufenbildung am Gesichtsskelett.

▮ intraoraler Befund mit Inspektion

— der Mundschleimhaut, auch Sulci, Zunge,

— des harten und weichen Gaumens,

— des Zahnstatus (Zahnsystems, Füllungen, Prothesen, Kronen, Brücken).

Bildgebende Verfahren

Zu den bildgebenden Untersuchungen gehören neben konventionellen Röntgenuntersuchung auch CT, Kernspintomogramm, ggf. Szintigrafie, SPECT u. PET.

Laborwerte

Die Laboruntersuchungen umfassen je nach Fragestellung

▮ Blutbild,

▮ Blutkörperchensenkungsgeschwindigkeit,

▮ Gerinnungsfaktoren,

▮ Elektrolyte,

▮ Enzyme,

▮ Glucose,

▮ immunologische Parameter.

Spezielle Untersuchung bei der Beurteilung von Zahnersatz

Außer der Prothesenkonstruktion selbst sind zahlreiche Faktoren zu beachten

Der Gutachter wird bei der persönlichen Untersuchung des Patienten unabhängig von den Prothesenkonstruktionen Folgendes überprüfen:

▮ gesundheitlichen Allgemeinzustand des Patienten;

▮ Kaumuskulatur: Verspannung, Druckschmerzhaftigkeit;

▮ Mundöffnung: Kieferklemme, Abweichung bei der Öffnungsbewegung;

- Kiefergelenk: Knacken Reibegeräusch, Schmerzen;
- Bruxismus (Pressen und Knirschen);
- Lippenbild (im Vergleich gegenüber früher zu schmal, verkniffen, zu wulstig);
- Kieferrelation: normal sind vertikal 2–4 mm, in Extremfällen 6 mm Interokklusalabstand; horizontal: 0–2 mm Gleitweg zwischen retraler Kontaktposition und Interkuspidationsposition (maximale Okklusion);
- Zustand der Mund- und Alveolarschleimhaut;
- Zustand der zahnlosen Alveolarkämme;
- Zahnbefund, Lockerung, Vitalität, Zahnfleischtaschen;
- Fehlbelastung einzelner Zähne;
- Statik der Okklusion; Gegenbezahnung, Sitz der Prothese, Verankerung der Prothese, Materialverarbeitung;
- Prothesenverträglichkeit;
- Entzündungen der Schleimhaut durch Extension der Prothesenbasis (Druckstellen);
- Schleimhautabdeckung bei parodontalabgestützten Prothesen, besonders bei Abdeckung des marginalen Parodontiums;
- fehlerhafte Polymerisation des Kunststoffs, (Porositäten);
- mangelhafte Mund- und Prothesenpflege;
- eventuelle psychische Aversion des Patienten gegen die Prothese.

Alle diese Faktoren können allein oder in Kombination zu einem Misserfolg führen.

Diagnostisches Vorgehen bei Nervläsionen

Bei Nervläsionen
gehört zur Diagnose
ein Vergleich mit dem
präoperativen Zustand

▌ Anamnese,

▌ Befund,

▌ bei Schäden sensibler Nerven SEP,

▌ Gustometrie bei Lingualisschäden,

▌ Röntgendiagnostik (Gesichtsskelett konventionell, Orthopantomogramm, CT).

Wichtig ist der Vergleich mit präoperativen Bildern (z. B. Röntgen), bei skelettverlagernden Eingriffen auch mit präoperativen Kiefermodellen.

Diagnostisches Vorgehen bei unerwünschten Ergebnissen plastisch-ästhetischer Maßnahmen

Diagnose bei
unerwünschten
Ergebnissen der
„ästhetischen
Chirurgie"

▌ Anamnese,

▌ Befund,

▌ klinische Untersuchung,

▌ Objektivierung geklagter Beschwerden,

▌ Fotodokumentation,

▌ Vergleich Foto vorher/nachher,

▌ Einsichtnahme in den Op-Bericht,

▌ Röntgendiagnostik bei Skeletteingriffen.

Diagnostisches Vorgehen bei Traumata

Bei Traumata spielen
bildgebende Verfahren
eine große Rolle

▌ Unfallanamnese,

▌ Fotografien vor dem Unfall,

▌ Befund,

▌ klinische Untersuchung,

▌ Skelettröntgen, Orthopantomogramm, Schädel seitlich, PA bei Mittelgesichtsbeteiligung, Schädel halbaxial, gegebenenfalls CT, bei Kiefergelenkschäden auch Kernspintomogramm, bei Zahnverletzungen zusätzlich Zahnfilme.

November 2000

Diagnostisches Vorgehen bei Tumoren

Diagnose bei Tumoren

- Anamnese: Lebensgewohnheiten (Rauchen, Alkohol);
- Befund;
- klinische Untersuchung mit besonderem Augenmerk auf Tumorfreiheit, Metastasen, Atmung, Kaufunktion, prothetische Versorgung, Sprechfunktion, Entstellung, Nahrungsaufnahme;
- bildgebende Verfahren: Röntgen konventionell, CT, Kernspin, PET-Untersuchung.

Diagnostisches Vorgehen bei angeborenen Fehlbildungen

- Anamnese: Bei Kindern Leistungen in der Schule, bisherige Therapie, kieferorthopädische Behandlung;

Bei angeborenen Fehlbildungen mussen bisherige Behandlungen berucksichtigt werden

- klinische Untersuchung;
- Befunde: Otologischer Befund, ggf. Audiogramm, Nasenatmung, Sprechfunktion. Bei Totalspalten besonderes Augenmerk auf Restperforationen, funktionsstörende Lippennarben. Zahn- u. Kieferstellung, Kaufunktion, Verschmälerung des Oberkiefers, Rücklage des Oberkiefers und Mittelgesichts. Prothetische Versorgung, festsitzender oder herausnehmbarer Zahnersatz.

Zusammenhangsfragen

Beurteilung der Versorgung mit Zahnersatz

Neben den Ursachen, die einen Streit ausgelöst haben, wie z. B. Mängelrügen, müssen vom Gutachter Faktoren wie Alter, Geschlecht, systemische Erkrankungen, nicht zuletzt auch psychische Gründe berücksichtigt werden. Sie können erheblichen Einfluss bei der Beurteilung von Schadensfällen haben.

Zahlreiche Faktoren spielen fur die Begutachtung eine Rolle

In Fällen, in denen der vom Sachverständigen erkannte Schaden (Fehlplanung, Fehlbehandlung) nicht mit den, vom Patienten beklagten Beschwerden übereinstimmt, fehlt der direkte Zusammenhang zwischen Fehlplanung, Fehlbehandlung und der Beanstandung durch den Patienten. Wenn zwischen Schmerzempfindungssort und Schmerzentstehungsort kein direkter Zusammenhang besteht, wenn z.B. der Patient über Gelenkbeschwerden klagt, der Grund dafür jedoch in einer falschen Okklusion (Berührungsverhältnisse zwischen Ober- und Unterkieferzahnreihe) liegt, ist es Sache des Gutachters, dies klarzustellen.

Während bis zur Mitte der 70er Jahre die Totalprothese bei den Gutachten am meisten beanstandet wurde, sind es danach hauptsächlich Kombinationsprothesen (festsitzende Brücke mit herausnehmbarem Sattelteil) und umfangreiche Brückenkonstruktionen.

In den letzten fünf Jahren kommen implantatgetragene Prothesen hinzu. Sie sind bisher selten, jedoch ist mit einer Zunahme zu rechnen.

Auffallend ist die Zunahme der Klagen über mangelhafte Ästhetik, über Form, Farbe und Stellung der Frontzähne und über das Lippenbild.

Oft zeigen Patienten Bilder aus früheren Zeiten über Frontzähne und Lippenbild und übersehen dabei, dass Veränderungen im Gesicht auch ohne den Zahnverlust eingetreten sind.

Der Anteil der klagenden Frauen liegt heute höher als derjenige der Männer.

Die häufigsten Beanstandungen von Patient und Gutachter im Laufe der letzten Jahrzehnte

Fehlerbeurteilung bei Totalprothese

Zu beurteilen ist der Halt der Prothese, Kippen, gestörte Kaufunktion, Missempfindungen und Ästhetik (s. oben).

Mögliche Ursachen dafür sind

Ursachen für schlechten Halt, Störungen und Missempfindungen bei Totalprothesen

- mangelhafter Funktionsrand (bedingt ungenügende Saughaftung);
- Druckstellen (Prothesenrand zu extendiert);
- Statik der Zahnaufstellung (außerhalb der Interalveolarlinie);
- falsche Kieferrelation in der maximalen Interkuspidation (zu hoch, zu tief, horizontal verlagert);
- zu starker Frontzahnkontakt;
- Zahnreihen von Ober- und Unterkiefer passen nicht aufeinander;
- Lippenbändchen hebeln die Prothese bei der Mundöffnung ab;
- Prothese ist verschmutzt.

Fehlerbeurteilung bei festsitzendem Zahnersatz

Zu beurteilen ist der Sitz von Brücke oder Krone, ob sie wackelt, sich löst, Schmerzen verursacht, oder ob das Zahnfleisch entzündet ist.

Mögliche Ursachen dafür sind

Ursachen für schlechten Halt, Störungen und Schmerzen bei festsitzendem Zahnersatz

- lokale Fehlbelastung, Zementierungsfehler, Zementspalt „ausgewaschen";
- Blockierung der Pfeilerzähne zu umfangreich (mehr als 4–5 Pfeiler sind verblockt);
- Brückenspanne ist zu groß, zu viele Zwischenglieder und zu wenig Abstützung an Pfeilerzähnen;
- Schädigung des marginalen Parodontiums durch zu langen Kronenrand;
- beschliffener Kronenteil wird von der Krone nicht abgedeckt, Krone ist zu kurz (Kältereiz);

- zu viele Anhängerglieder im Verhältnis zur Zahl der Pfeilerzähne;
- fehlende Parodontaltherapie vor der Behandlung;
- unvollständige Wurzelkanalbehandlung der Pfeilerzähne;
- breit aufsitzende Zwischenglieder, Reinigung ist schwer oder unmöglich;
- fehlender Interdentalspalt zwischen den Brückengliedern;
- mangelhafte Mundpflege.

Ursachen für ästhetische Mängel

Für ästhetische Mängel, wie ausgebrochene oder verfärbte Verblendung, zu voluminöse Form (bedingt durch Vollkeramik) oder eine unbefriedigende Stellung der Zähne kommen als mögliche Ursachen in Frage:

- mangelhafte Fixierung der Verblendung (bei Kunststoff: ungenügende Silanisierung);
- falsche Randgestaltung der Verblendung z.B. zu dünn auslaufend, besonders bei Keramik;
- fehlerhafte Materialverarbeitung, Metall mit Lunkern, Gussfehler.

Fehlerbeurteilung bei partiellen Prothesen, auch in Verbindung mit festsitzendem Ersatz

Mögliche Beschwerden und Ursachen bei parodontaler Abstützung

Parodontale Abstützung. Die Prothesenbasis deckt große Teile des Gaumens und der Kammhaut ab, die Schleimhaut wird zu wenig funktionell belastet. Im kapillaren Spalt zwischen Schleimhaut und Prothese kommt es bei großflächiger Abdeckung leicht zu einer bakteriellen Entzündung. Besonders empfindlich ist das marginale Parodontium gegenüber Abdeckung.

Ursache ist eine ungenügende oder zu schwache Abstützung der Prothese an den Pfeilerzähnen; oder die

Pfeiler werden durch ungünstig angebrachte Konstruktionselemente einseitig belastet.

Parodontal-gingivale Abstützung. Die Bewegung der Prothese wird nicht geführt, so dass sie kippt. Schleimhaut und einzelne Zähne werden einseitig belastet.

Mögliche
Beschwerden
und Ursachen bei
parodontal-gingivaler
Abstützung

Ursache ist eine mangelhafte, zu schwache, manchmal auch zu aufwendige Verbindung zwischen Sattel und festsitzendem Ankerteil bei Kombinationsprothesen. Bei teleskopabgestützten Prothesen ist die Verbindung zwischen Primär- und Sekundärkrone nicht passgenau, d. h zu locker oder zu straff.

Folgezustände nach operativen Eingriffen
Nach operativen Eingriffen in der Mund-Kiefer-Gesichtsregion sind hauptsächlich Folgezustände nach Heilungsstörungen und operationsbedingte Schädigungen gutachterlich relevant.

Heilungsstörungen
Infektionsbedingte Heilungsstörungen, z. B. Heilung per secundam, Abszedierung, Abstoßung von Implantaten und Transplantaten, können den Operationserfolg partiell beeinträchtigen oder zum völligen Misserfolg führen. Sie sind mitunter auf mangelhafte Hygienemaßnahmen, Lücken in der Asepsis, nicht oder ungenügend durchgeführte antibakterielle Therapie zurückzuführen.

Nach operativen Zahnentfernungen sind Knochenentzündungen und Abszesse typische Folgen einer Wundinfektion.

Infektionsbedingte
Heilungsstörungen
können den
Operationserfolg stark
beeinträchtigen

Nach *skelettverlagernden Eingriffen* kann es durch Heilungsstörungen zu Pseudarthrosen, Schmerzzuständen, mitunter auch zu Entstellungen kommen. Das Ergeb-

nis kann als Folge einer Heilungsstörung (Ostitis, Pseud-
arthrose) insofern beeinträchtigt sein, als eine dadurch
hervorgerufene Verschiebung der osteotomierten Skelettanteile zwangsläufig auch zu einer Okklusionsstörung
und damit verbunden zu einer Kaustörung führt.

Diagnostisches Vorgehen: Erregerbestimmung (falls
Sekretion vorhanden), Röntgendiagnostik.

Nervläsionen

Typische im Verlauf einer Operation im Bereich des Gesichtsskeletts auftretende Schäden sind Ausfälle folgender
sensibler Nerven: N. frontalis, N. infraorbitalis, N. alveolaris inferior, N. lingualis.

Nervläsionen bei
Weisheitszahn-
entfernung und nach
Leitungsanästhesien

Die am häufigsten bei operativen Weisheitszahnentfer-
nungen im Unterkiefer geschädigten Nerven sind der N.
alveolaris inferior, N. mentalis und N. lingualis. Bei letz-
terem kommt es zu einem Sensibilitätsausfall auf der betreffenden Zungenseite und zu Geschmacksverlust. Eine
weitere Ursache für einen Sensibilitätsverlust im Unterkiefer kann eine im Verlauf einer operativen Zahnentfernung
(meist Weisheitszahn) auftretende Fraktur sein. Auch als
Folge von Leitungsanästhesien sind Nervschäden bekannt.
Sie können durch direkten Kontakt mit der Kanüle me-
chanisch oder chemisch durch Einwirkung höher konzen-
trierter Lokalanästhetika (3 und 4%ige Lösungen) hervorgerufen werden.

Nach allen Eingriffen
im Bereich der
Gesichtsweichteile
kann es zu Ausfällen
des Fazialis und
Hypoglossusnervs
kommen

Als Folge dieser Nervschäden kommt es zu Anästhe-
sien, Hypästhesien, Parästhesien, einer so genannten
Anaesthesia dolorosa und zu symptomatischen Trigeminusneuralgien.

Bei Ausfällen motorischer Nerven sind der N. facialis
und der N. hypoglossus am häufigsten betroffen. Tempo-
räre oder dauernde Fazialisausfälle sind praktisch nach

sämtlichen Eingriffen im Bereich der Gesichtsweichteile bekannt bzw. bei operativen Zugängen zum Gesichtsske-lett. Hypoglossusläsionen sind im Zusammenhang mit Exstirpation der Unterkieferspeicheldrüse möglich.

Hier sind zu nennen: Parotisexstirpationen, Face lif-ting, operative Entfernungen von Gesichtshauttumoren, Resektionen maligner Tumoren aller Art. Verletzungen des Fazialismundastes können bei der operativen Freile-gung des Unterkiefers sowie bei Exstirpationen der Un-terkieferspeicheldrüse auftreten. Der Stirnast kann bei Darstellung der Frontobasis unter Verwendung eines Bügelschnittes verletzt werden. Ebenso sind bei operati-ven Eingriffen am Kiefergelenk Funktionsausfälle von Fa-zialisästen bekannt.

Neben den vorgenannten Heilungsstörungen und Nervschäden sind bei allen Schnittführungen im Gesicht vor allem sichtbare bzw. verdickte Narben (Keloidbil-dung) zu nennen. Asymmetrien, abstehende Ohrläppchen nach Face lift, Haarausfall nach Stirnlift, Ektropium nach Unterlidkorrekturen, ungleich große Lidspalten nach Ble-pharoplastik sind weitere mögliche Komplikationen.

Heilungsstörungen
und Misserfolge
bei der „ästhetischen
Chirurgie"

In diesem Zusammenhang sind auch Injektionen von Fremdmaterial wie Silikon oder Einlagerung von Aug-mentaten zur Lippenkonturierung sowie Faltenunterspritz-zungen zu erwähnen. Unverträglichkeitsreaktionen, aber auch fehlerhaftes Vorgehen können hier ursächlich in Be-tracht kommen.

Ursächlich verantwortlich für Heilungsstörungen und Gegenstand eines Rechtsstreites können unbemerkt zurückgelassene Fremdkörper (Tamponaden, Tupfer) oder abgebrochene Instrumententeile (Kanülen, Nadeln) sein. Besondere Sorgfalt auch des ärztlichen Hilfspersonals ist im Hinblick auf die Überprüfung der Vollständigkeit des

Sorgfalt beim
medizinischen
Hilfspersonal

verwendeten Instrumentariums in diesem Zusammenhang erforderlich.

Traumafolgen

Zahntraumen

Zahntraumen sind bei Kindern besonders häufig zu finden. Folgen solcher Traumen sind: Zahnkronenfrakturen, Lockerungen einzelner oder mehrerer Zähne, Devitalisierung mit Verfärbung der Krone, Zahnlücken nach Verlust im Front- und/oder Seitenzahnbereich; weiterhin Störungen der Okklusion mit Kaustörungen und ästhetische Beeinträchtigungen, wie eingefallene Lippen nach Frontzahnverlust.

Unterkiefertraumen

Nach Frakturen des Unterkiefers sind Pseudarthrosen (Falschgelenkbildung) als Ausdruck einer nicht erfolgten Knochenheilung möglich. Sie können auf ungenügender Ruhigstellung der Fraktur, fehlerhafter Osteosynthese bei operativer Behandlung (ungenügende Stabilisierung) oder einer unbehandelten Fraktur, die übersehen wurde, beruhen.

In Fehlstellung verheilte Frakturen des Unterkiefers können sich durch mehr oder weniger sichtbare Stufen manifestieren. Meist sind dabei auch Okklusionsstörungen vorhanden, wie seitlich oder frontal offener Biss oder Kreuzbiss. Bei allen Frakturen im Unterkieferkörper kann es zu Überdehnungen oder Zerreißungen des N. alveolaris inferior kommen. Mögliche Folgen sind sensible Ausfallserscheinungen.

Frakturfolgen am Kiefergelenk können sich in einer Mundöffnungsbehinderung, im schlimmsten Fall in einer Ankylose (Verwachsung des Gelenkköpfchens mit der Ge-

November 2000

lenkpfanne) äußern. Meistens resultiert eine Behinderung der Vorschubbewegung auf der frakturierten Seite, die sich in einer Abweichung der Unterkiefermittellinie zur frakturierten Seite äußert. Dies beruht auf einer eingeschränkten Vorschubbewegung des frakturierten Gelenkkopfes, eine der häufigsten Frakturfolgen. Als Spätfolgen sind Gelenkkopfarthrosen möglich, die sich nur dann ebenso wie Ankylosen entwickeln können, wenn der frakturierte Gelenkkopf in der Pfanne verbleibt (Kapitulumfraktur). Nach Luxationsfrakturen können keine Ankylose und Arthrose entstehen; es ist jedoch möglich, dass sich durch Fehl- bzw. Überbelastung im nicht frakturierten Kiefergelenk eine Arthrose entwickelt.

Auch nach operativer Reposition von frakturierten und luxierten Gelenkfortsätzen kann es zu Arthrosen und Funktionseinschränkungen kommen. Bei operativer Freilegung des frakturierten Kiefergelenks besteht außerdem die Möglichkeit einer Fazialisschädigung.

Es kann zu Fazialisschäden bei Kiefergelenksoperationen kommen

Nach Kiefergelenkluxation, meist nach ventral, sind Reluxationen möglich – Ruhigstellung nach Reposition ist erforderlich. Auch mit Diskusschäden ist zu rechnen. Als Spätfolgen sind arthrotische Veränderungen bekannt; das gilt ebenfalls nach Kiefergelenkkontusionen (Prellungen) und Distorsionen (Verstauchungen), die jedoch meistens folgenlos verheilen.

Schmerzen und Gelenkgeräusche sind nach allen Kiefergelenktraumen möglich

Nicht zuletzt kann es nach sämtlichen Kiefergelenktraumen zu Schmerzzuständen und Gelenkgeräuschen (Knacken, Reiben) kommen.

Mittelgesichtsfrakturen
Folgezustände nach Mittelgesichtsfrakturen können verschiedenster Art sein. In Dislokation verheilte Frakturen der Maxilla können zu Okklusionsstörungen, z. B. zu ei-

Okklusionsstörungen und Abflachung des Gesichts nach schlecht reponierten Mittelgesichtsfrakturen

Sehstörungen sind
nach Frakturen des
Jochbeinkomplexes
möglich

Alle Verletzungsfolgen
am Mittelgesicht
können zu
erheblichen
Entstellungen führen

Bei schwerwiegenden
Weichteil-
verletzungen können
Reosteotomien und
Hauttransplantationen
angezeigt sein

nem offenen Biss führen. Nach Dorsalverlagerung der Maxilla kann es sowohl bei zentralen als auch zentrolateralen Frakturen zu einer Abflachung des Gesichts (Dishface) kommen, wenn das Mittelgesicht nicht ausreichend nach ventral reponiert wurde. Folgezustände im Bereich der Frontobasis sind mitunter Vergrößerungen des Interkantalabstandes (Hypertelorismus).

Nach Frakturen des Jochbeinkomplexes sind neben Abflachungen der Jochbeinkontur Kaudalverlagerungen des Orbitabodens mit Doppelbildsehen und Enophthalmus möglich. Dabei kann auch der N. infraorbitalis verletzt werden. Ausfallerscheinungen in Form von Gefühlsstörungen sind hierdurch möglich. Eine besonders schwerwiegende Unfallfolge stellt die ein- oder doppelseitige Erblindung bzw. der Verlust des Auges dar.

Nach Jochbogenfrakturen kann es zu Behinderungen der Mundöffnung, gelegentlich auch zu Verwachsungen zwischen Unterkiefermuskelfortsatz und schädelwärts disloziertem Jochbogen kommen (extraartikuläre Ankylose). Neben dem so genannten Dish face sind auch Verbreiterungen des Gesichtsskeletts möglich, insbesondere nach panfazialen Frakturen. Sämtliche vorgenannten Verletzungsfolgezustände am Mittelgesicht können zu erheblichen Entstellungen und dadurch bedingt zur Minderung der Lebensqualität führen.

Weichteilverletzungen

Aus Weichteilverletzungen können mit und ohne Beteiligung des Gesichtsskeletts erhebliche funktionelle und ästhetische Beeinträchtigungen resultieren. Meist handelt es sich um sichtbare Narben, z. T. Keloide bei entsprechender Veranlagung. Teilverluste der Nase, vor allem Erblindung oder Verlust eines Auges stellen erhebliche, die

Lebensqualität beeinträchtigende Entstellungen dar. Besonders schwerwiegend sind Narben nach Verbrennungen.

Zur Beseitigung bzw. zur Minimierung von Unfallfolgen im Bereich des Gesichts (Knochen und Weichteile) sind vielfach Reosteotomien zur Neueinstellung dislozierter Skelettanteile (auch Anhebung eines abgesunkenen Bulbus), Narbenkorrekturen, bei Verbrennungen auch Hauttransplantationen angezeigt.

Eine wichtige Maßnahme zum Ersatz verlorengegangener Zähne ist die Eingliederung von Zahnersatz (Kronen, Brücken, Prothesen), gegebenenfalls unter Verwendung von Zahnimplantaten.

Tumoren

Gutachten im Zusammenhang mit Tumorerkrankungen werden insbesondere nach radikalchirurgischen Maßnahmen unter zwei Aspekten erstellt. Zum einen geht es um die Frage der Minderung der Erwerbsfähigkeit (s. unter 17.01.04), zum anderen – allerdings selten – um die Frage einer adäquaten Therapie (s. unter 17.01.10). Bei malignen Tumoren der MKG-Region sind vielfach ablative Eingriffe wie Unterkiefer- oder Oberkieferresektionen, bzw. Lymphknotenausräumungen nicht zu umgehen. Zusätzlich wird vielfach eine Strahlentherapie – meist postoperativ – vorgenommen. Wenn auch heute im Hinblick auf die Verbesserung der Lebensqualität der Sofortrekonstruktion der Vorzug gegeben wird, resultieren sowohl funktionelle als auch ästhetische Beeinträchtigungen, die in vielen Fällen zur Arbeitsunfähigkeit führen. Die Nahrungsaufnahme kann, zumindest unmittelbar postoperativ und während der Strahlentherapie (Mukositis, Mundtrockenheit) erheblich beeinträchtigt sein. Hinzu können

November 2000

vorübergehende Beeinträchtigungen durch Haarausfall kommen. Eine radikalchirurgische Therapie von malignen Parotistumoren zieht vielfach eine vorübergehende (z. B. bei Nervtransplantation), mitunter auch eine dauernde Lähmung von Fazialisästen nach sich. Nach Unterkiefer- und Zungenteilresektionen sind Sensibilitätsstörungen (N. alveolaris inferior, N. lingualis) und auch Geschmacksstörungen (Chorda tympani) möglich. Hinzu können Sprachbehinderungen kommen, wenn Zunge und/oder Gaumensegel teilreseziert werden mussten. Auch an den Transplantatentnahmestellen (Beckenkamm, Schulterblatt, Fibula, Rippe) sind Beschwerden möglich.

Angemessenheit der Therapie und Aufklärung über Umfang und Risiken bzw. Alternativen spielen gutachterlich eine große Rolle

Bei gerichtlichen Auseinandersetzungen oder auch bei den Gutachterkommissionen der Ärztekammer wird mitunter die Frage nach der Angemessenheit der durchgeführten Therapie diskutiert. In diesem Zusammenhang spielt die vorgenommene Aufklärung über Art und Umfang des Eingriffs sowie über die Risiken, aber auch über Alternativen eine wichtige, mitunter entscheidende Rolle. In der Mehrzahl der Fälle wird im Rahmen von Rentenverfahren die Arbeitsfähigkeit beurteilt.

Angeborene Fehlbildungen

Die angeborenen Fehlbildungen unterliegen weitgehend dem Schwerbehindertengesetz

Die überwiegende Mehrzahl der angeborenen Fehlbildungen, die Lippen-Kiefer-Gaumenspalten, unterliegen dem Schwerbehindertengesetz. Sämtliche zur Therapie erforderlichen Maßnahmen – kieferorthopädische, logopädische, pädaudiologische, prothetische und operative – werden in der Regel von den Krankenkassen übernommen. Es resultieren bei Spaltpatienten mitunter ungünstige, z. T. funktionell und ästhetisch störende äußere Narben, Hörstörungen, Sprachstörungen, Kieferstellungsanomalien.

November 2000

Begutachtungen werden in manchen Fällen erforderlich, wenn es um Art und Umfang von Zahnersatz geht bzw. um die Indikation von Korrektureingriffen. Dazu gehören Lippen- und Nasenkorrekturen, sprachverbessernde Operationen und skelettverlagernde Eingriffe, z. B. häufig erforderliche Oberkiefervorverlagerungen oder Distraktionen.

Typische Fragestellungen bei Begutachtungen
Gutachtenaufträge
Die Krankenkassen wenden sich zur Begutachtung von Behandlungsplänen und der Wirtschaftlichkeit bereits durchgeführter Versorgungen an die kassenzahnärztlichen und kassenärztlichen Vereinigungen. Landesversicherungsanstalten, Berufsgenossenschaften, Versorgungsämter, Rechtsanwälte treten meist an die Ärzte- bzw. Zahnärztekammer oder unmittelbar an die Fachgutachter heran. Gutachtenaufträge werden in der Regel an eine Person gerichtet.

Bei Gutachten für die gesetzliche Unfallversicherung geht es um die Unfall- und Rentenbegutachtung. Hierzu werden meist Formulare mit entsprechenden Fragen benutzt (Formulargutachten).

Bei Gutachten über fehlerhafte Behandlung sind Haftpflichtversicherungen, Schlichtungsstellen der Ärzte- bzw. Zahnärztekammern, mitunter auch Rechtsanwälte (Parteigutachten) die Auftraggeber. Hier wird in der Regel ebenfalls ein Gutachter persönlich benannt.

Gerichtlich angeordnete Gutachten können nur in begründeten Fällen abgelehnt werden. Die Entbindung von dem Gutachtenauftrag muss durch den Richter erfolgen.

In strafrechtlichen Ermittlungsverfahren oder im Strafprozess, basierend auf dem Vorwurf eines Behandlungsfehlers, eines Beratungsfehlers oder eines Abrech-

nungsbetruges wird der Auftrag durch die Ermittlungs-
behörde erteilt.

Begutachtungen für Privatversicherungen wie Haftpflicht, Kranken- und Unfallversicherung werden in der
Regel zur Klärung von Zusammenhangsfragen, Erstellung
von Behandlungsplänen, Kostenvoranschlägen, Beurteilung der Minderung der Arbeitsfähigkeit erbeten. Weiterhin werden von Privatversicherungen mitunter auch Gutachten über die Angemessenheit von Rechnungen über
privatärztliche Leistungen angefordert.

Zu speziellen Fragestellungen siehe auch unter
17.01.10.

Die häufigsten Kausalkomplexe
in der Zahn-Mund-Kiefer-Gesichts-Region
**Zahnkaries, Pulpentod, Abszess, Zyste, Zahnverlust,
Parodontopathie.** Ursache sind *Trauma* oder *Erkrankung*.
Die Zusammenhangsfrage zwischen Trauma, Zahnerkran-
kung und Folgezustand setzt immer einen unfallbeding-
ten Zahnschaden voraus (Zahnluxation, Kronenfraktur,
Schädigung durch Schienung). Auch kann infolge einer
langen Krankenhausbehandlung mit mangelnder Mundhygiene oder bei übersehenen Zahnverletzungen ein
Zahnschaden entstehen. Letzteres wird immer dann beobachtet, wenn keine zahnärztliche oder MKG-chirurgische
Mitbehandlung bei Mehrfachverletzungen erfolgt ist.
Auch langdauernde Zahnfleischentzündungen können
Folge einer unzureichenden Mundhygiene sein. Eine
frühzeitige fachärztliche Untersuchung und Dokumentation führt meist zu einer einwandfreien Klärung der Zusammenhänge. Im Zusammenhang mit unfallbedingten
Zahnverlusten bzw. Kriegsverletzungen ergibt sich mitunter die Frage, ob der vorzeitige Verlust des „überlaste-

Zahnschäden können
Folge einer langen
Krankenhaus-
behandlung
bei mangelnder
Mundhygiene oder
übersehenen
Zahnverletzungen sein

Vorzeitiger Verlust
des „überlasteten
Restgebisses" und
unterschiedlichste
Entzündungen
als Traumafolge

ten Restgebisses" unfallbedingt ist. Hier ist auch zu prüfen, ob die seinerzeit verwendeten Kieferbruchschienen und/oder der eingegliederte Zahnersatz (Klammern) mitverantwortlich sind. Auch alle Folgeerkrankungen nach Zahnverletzung, wie Pulpitis, Ostitis, Kieferhöhlenentzündung, Knochenentzündungen oder Abszesse nach Osteosynthese sind nach Traumen als unmittelbare oder mittelbare Unfallfolgen zu werten.

Arthrose der Kiefergelenke, Myoarthropathie. Ursache ist hier meist ein *Trauma*. Gelenktraumen, insbesondere wenn sie übersehen werden, können zu Funktionsstörungen und Schmerzzuständen führen. Schäden des Gelenkknorpels und des Discus articularis führen mitunter zu Arthrosen und zu schmerzhaften Verspannungen der Kaumuskulatur (Myopathien). Bei der Prüfung der Zusammenhangsfrage ist auch zu beachten, ob bereits vor dem Unfall eine ungenügende Gelenkabstützung, z.B. durch Fehlen der Backenzähne vorhanden war. Auch nach lege artis behandelten Frakturen des Kiefergelenks, z.B. einfachen Kollumfrakturen, Luxationsfrakturen und Kapitulumfrakturen, sind arthrotische Veränderungen und Myoarthropathien (meist schmerzhafte Störungen des stomatognathen Systems) möglich.

Schäden am Knorpel des Kiefergelenks sind meist durch ein Trauma verursacht

Kiefergelenkankylose. *Traumatisch* bedingt. Ankylosen (Versteifungen des Kiefergelenks) werden vor allem dann beobachtet, wenn intrakapsuläre Frakturen des Kiefergelenks (Kapitulumfrakturen) übersehen bzw. unzureichend behandelt werden. Es kann zu einer Verwachsung des Gelenkkopfes mit der Gelenkpfanne kommen, sodass eine dauernde Kieferklemme (Unvermögen, den Mund zu öffnen) entsteht, die nur operativ beseitigt werden kann.

Kieferstellungsanomalien (Dysgnathie). Kieferstellungsanomalien sind *traumatisch* bedingt und kommen nach
Frakturen des Mittelgesichtes und/oder des Unterkiefers
vor, wenn keine ordnungsgemäße Reposition und Fixation der Fragmente erfolgt ist. In der Regel sind sie mit
Okklusions- und Artikulationsstörungen verbunden, auch
führen die in Dislokation verheilten Gesichtsknochen zu

Folgen einer nicht
erkannten Kiefer-
fraktur sind
vermeidbar, wenn
bei Anzeichen einer
Verletzung des
Mittelgesichts ein
MKG-Chirurg
hinzugezogen wird

Entstellungen. Bei Mitbeteiligung der knöchernen Orbita
sind vielfach Augenmotilitäts- und Sehstörungen vorhanden. Erfahrungsgemäß resultieren derartige Zustände
auch aus Nichterkennen einer Fraktur des Gesichtsschädels. Eine rechtzeitige konsiliarische Untersuchung und
Mitbehandlung durch einen MKG-Chirurgen ist daher
immer angezeigt, wenn Anzeichen einer Verletzung (z.B.
Blutung aus Mund und Nase) vorhanden sind. In Fehlstellung verheilte Frakturen müssen durch Osteotomie korrigiert werden.

Gesichtsschmerz. Ursache können sowohl *Traumen* als
auch *Erkrankungen* sein.

Die posttraumatische Schmerzsymptomatik kann vielfältige Ursachen haben und ist mitunter äußerst schwierig zu differenzieren bzw. zuzuordnen. Neben Schmerzzuständen, die auf beschädigten (Pulpitis) und beherdeten Zähnen (Ostitis) bestehen, können sich Schmerzzustände entwickeln, die durch Verletzungen peripherer
Nerven – meistens Äste des N. trigeminus – entstehen.
Bei der Mehrzahl der Frakturen des Unterkieferkörpers
wird der darin verlaufende N. alveolaris inferior geschä-

Gesichtsnerv-
schädigungen sind in
der Regel traumatisch
bedingt

digt. Aber auch nach Weichteilverletzungen treten mitunter Schmerzzustände auf, z.B. eine Anaesthesia dolorosa. Auch echte Trigeminusneuralgien sind bekannt. Eine
zusätzliche neurologische Untersuchung ist insbesondere

November 2000

nach zusätzlichen Schädel-Hirnverletzungen angezeigt.
Mitunter werden auch Myoarthropathien als Neuralgien
fehlgedeutet.

**Schaden eines Hirnnerven (N. facialis, N. trigeminus,
N. olfactorius, N. hypoglossus, N. oculomotorius, N. abducens).** Als Ursache kommen *Traumen* – auch Operati-
onstraumen – in Frage. Die Möglichkeiten der Schädigung von Hirnnerven ist vor allem bei kombinierten
Traumen des Gesichtsskeletts und des Schädels vorhanden. Daraus resultierende Dauerschäden reichen von Sen-
sibilitätsausfällen im Bereich des N. frontalis (Stirn), des
N. infraorbitalis (Wange), des N. mentalis (Unterlippe,
Kinn). Traumatische Schäden des N. olfactorius werden
durch Riechproben nachgewiesen. Statoakustikusschäden
werden ohrenärztlicherseits begutachtet. Bei Traumen im
Bereich der Orbitae können Schäden an den Nn. oculomotorius, abducens, trochlearis und opticus (Erblindung)
resultieren. Bei Schädelbasis-, isolierten Felsenbeinfraktu-
ren und ausgedehnten Weichteilverletzungen der Wange
sind Fazialisschäden häufige Unfallfolgen. Je nach Ausmaß der Verletzungen können Fazialisparesen sämtlicher
Äste zurückbleiben. Verwechslungen mit idiopathischen
Fazialislähmungen sind möglich. Eine frühe Vereinigung
durchtrennter peripherer Fazialisäste ist vielfach erfolgreich.

Außer dem Unfalltrauma spielen auch Hirnnerven-
schäden als Folge eines *operativen Eingriffs* im Kiefer-
und Gesichtsbereich eine wichtige Rolle. Hier sind zunächst Schädigungen des N. infraorbitalis, des N. alveolaris inferior zu nennen, die allerdings selten durch Direkt-
treffer mit verbogenen Kanülenspitzen oder intranervale
Injektion mit hochprozentigen Anästhesielösungen auftre-

Schäden an Nerven werden durch Traumen verursacht

Werden durchtrennte Fazialisäste frühzeitig wieder verbunden, sind Gesichtslähmungen vermeidbar

Hirnnervschaden als Folge unsachgemäßer Schnittführung und direkter Berührung durch Kanülenspitzen

ten können. Häufiger können ungewollte Durchtrennungen bei unsachgemäßer Schnittführung an Stirn, Wange, Kinn auftreten.

Die häufigsten Verletzungen des N. alveolaris inferior und des N. lingualis treten anlässlich der Entfernung verlagerter unterer Weisheitszähne auf. Dies führt einerseits zu einer Gefühllosigkeit in der betreffenden Lippenseite, andererseits zu einer Gefühls- und Geschmacksstörung in der betreffenden Zungenseite. Je früher eine Nervrekonstruktion erfolgt, umso günstiger sind die Erfolgschancen. Sensibilitätsausfälle des N. alveolaris inferior sind auch nach operativen Zahnentfernungen im gesamten Unterkiefer, Wurzelspitzenamputationen und Implantationen möglich.

Gastrointestinale Störungen. Ursache sind hier *Störungen des Kauorgans.* Beschwerdebilder seitens des Magens, die auf Gebissschäden (mangelnde Kaufunktion) zurückzuführen sind, bedürfen zunächst einer internistischen Abklärung (Feststellung von Sekretionsstörungen, Gastritis, Ulkus). Hier stellt sich die Frage, inwieweit Änderungen der Kostkonsistenz einen Einfluss auf das Beschwerdebild haben können. Schäden sind allerdings auch bei längerer Breikosternährung, die ausgewogen ist, kaum zu erwarten.

Herderkrankung. Ursache sind *Erkrankungen* des Zahnsystems. Der Nachweis krankhafter Fernwirkungen, hervorgerufen durch tote und beherdete Zähne und chronische Entzündungen, ist äußerst schwierig, da keine wissenschaftlich beweisbaren Testverfahren existieren. Trotzdem können derartige Zusammenhänge nicht geleugnet werden. Die Indikation zu einer Herdsanierung sollte der

Ein Zusammenhang zwischen chronischen Entzündungen im Körper und beherdeten Zähnen ist möglich aber nur schwer nachweisbar

November 2000

behandelnde Facharzt stellen. Die Gebisssanierung (Entfernung toter und beherdeter Zähne) sollte vor allem bei folgenden Krankheitsbildern erfolgen: Endokarditis lenta, Myokarditis, Herzoperationen, Organtransplantationen, bestimmten Nierenerkrankungen und Augenerkrankungen.

Berufskrankheiten (z. B. Bleisaum). Ursache ist *berufliche Exposition.* Berufskrankheiten gehören zu den Risiken, für welche die Träger der gesetzlichen Unfallversicherungen und die Berufsgenossenschaften entschädigungspflichtig sind. Im Mund- und Kieferbereich äußern sich Gewebeveränderungen durch – oft verkannte – meist chronisch verlaufende Schleimhautentzündungen, vielfach mit Verfärbungen. Hier sind zu nennen: Intoxikationen durch Blei, Quecksilber, Kadmium, Thallium, Phosphor, Halogenkohlenwasserstoffe, Fluor, anorganische und organische Säuren. Auch Zusammenhänge zwischen Arbeiten mit Teerprodukten und Hautkrebs sind gelegentlich gutachterlich zu überprüfen.

Schleimhaut entzündungen durch Intoxikationen

Krebserkrankungen. Ursache kann ein *Trauma* sein. Die Frage, inwieweit Krebs durch ein Trauma ausgelöst werden kann, stellt sich – wenn auch in seltenen Fällen – dann, wenn folgende Bedingungen erfüllt sind:

Bedingungen, unter denen Krebs durch ein Trauma ausgelöst worden sein kann

- traumatischer Insult ist erwiesen;
- die Verletzung ist an der Stelle erfolgt, an der später der Tumor entstanden ist;
- die verletzende Noxe hat eine länger dauernde und eingreifende Gewebs- und/oder Stoffwechselstörung erzeugt;
- das Intervall zwischen Trauma und ersten Tumorsymptomen kann mit Größe, Gewebebeschaffenheit

und Entwicklungsgeschwindigkeit in Einklang gebracht werden.

In diesem Zusammenhang ist auch zu erwähnen, dass die maligne Entartung eines zunächst benignen Tumors durch mechanische Dauerreize unter Umständen möglich ist.

Gesichtsdeformitäten. Ursache von Deformierungen an Nase, Ohrmuschel usw. sind meist *Traumen*. Nach Gesichtstraumen können verschiedene funktionell und ästhetisch störende Veränderungen zurück bleiben. Hier sind Nasendeformitäten wie Schiefnase, Sattelnase, meist mit Funktionsstörungen zu nennen. Es kann mitunter schwierig sein, angeborene Nasendeformitäten von erworbenen zu unterscheiden. Hier sind mögliche Zweifel durch Anforderung von Fotos vor dem Unfall für eine Beurteilung nützlich. Das Gleiche gilt für andere Schäden, z. B. Blumenkohlohr nach Trauma, ebenso Narben und Pigmenteinsprengungen im Gesicht. Hier gilt es vielfach zu prüfen, ob die Narben bereits vor dem Unfall bestanden haben.

Manchmal ist die Unterscheidung zwischen angeborenen und erworbenen Deformierungen schwierig

17 ▮ 01 ▏ 04   Begutachtung nach dem Sozialrecht

Bei Begutachtungen nach *Traumen* stehen folgende Fragen an erster Stelle:

- Unfallfolgen (Funktionsstörungen),
- Arbeitsfähigkeit auf dem allgemeinen Arbeitsmarkt bzw. in dem Beruf des Verletzten,
- Minderung der Erwerbsfähigkeit (MdE). Weiterhin wird nach Verminderung, Verschlimmerung und wesentlicher Änderung gefragt. In manchen Fällen – besonders nach ausgedehnten Knochen-Weichteilverlet-

Neben Minderung der Erwerbstätigkeit, werden bei der Begutachtung Verschlimmerungen und Entstellungen berücksichtigt

zungen mit Narben und Deformierungen des Gesichtes, z.B. auch Augenverlust – spielt außerdem die Entstellung eine wichtige Rolle und ist bei einer Beurteilung zu berücksichtigen. Diese zur Minderung der Lebensqualität vorhandenen Störungen müssen vor allem bei Gericht bei der Festlegung des Schmerzensgeldes diskutiert werden. Allerdings werden rein ästhetische Störungen grundsätzlich von keiner Privatversicherung in ihr Risiko einbezogen.

Die wichtigsten Anhaltszahlen der Minderung der Erwerbsfähigkeit sind in Tabelle 1 (nach Günther 1982) zusammengestellt.

Tabelle 1: Richtsätze für die Bewertung der dauernden und vorübergehenden MdE/GdB

Schaden	MdE/GdB
Erhebliche Entstellung	30–50
Ästhetische Störung (Narben)	10–30
Nasenverlust	50
Teilverlust der Nase	10–30
Sattelnase	10–30
Breit-Schiefnase	10–30
Lippendefekt mit Speichelaustritt, verengte Mundspalte	10–30
Augenliddefekt, partieller, totaler Lidverlust, Lidschlussbeeinträchtigung, Tränenträufeln	20–50
Verlust beider Ohrmuscheln	30
Kinn-Unterkieferdefekt, Mikrogenie ohne Funktionsstörung	0–30
Periphere und zentrale Fazialisparese (einseitig, ohne Augenschädigung)	10–20
Große Knochenlücken im Hirnschädel, ohne Funktionsstörungen des Gehirns	30–40
Kleinere Knochenlücken im Hirnschädel	0–20
Jochbeinimpression ohne Funktionsstörung	0–20
Kieferklemme mit Erfordernis der flüssigen Ernährung	30–40

Tabelle 1 (Fortsetzung)

Posttraumatische Mittelgesichtswachstumsstörung mit ästhetischer Beeinträchtigung	10–50
Gaumenperforation mit Sprachstörung und Störung der Nahrungsaufnahme	10–30
Gaumenverlust ohne zufriedenstellende prothetische Versorgung	40–50
Unterkieferteilverlust ohne wesentliche Funktionsstörung	10–30
Unterkieferteilverlust mit wesentlicher Beeinträchtigung der Kaufunktion	30–40
Totaler Unterkieferverlust	40–50
Teilverlust des Oberkiefers mit Verbindung zur Nase und befriedigender Versorgung	20
Teilverlust des Oberkiefers mit Funktionsstörungen (Sprache, Speisenaustritt aus der Nase)	40
Totalverlust des Oberkiefers (beidseitig)	30–50
Mund-Kieferhöhlenverbindung	10
In Fehlstellung verheilte Kieferfraktur mit Okklusionsstörung	10–40
Rezidivierende Kiefergelenkluxation	10–20
Deformierende Arthropathie mit Funktionsstörungen	0–30
Verlust eines Alveolarfortsatzes mit Zähnen	20–30
Verlust mehrerer Zähne mit gestörter Kaufunktion	20
Zahnlosigkeit bei Unmöglichkeit einer ausreichenden prothetischen Versorgung	10–30
Vorübergehende Unbrauchbarkeit schon getragenen Zahnersatzes	20
Totaler-subtotaler Zungenverlust	40
Störungen an sensiblen Nerven in Gesicht und Mundhöhle	0–20
Neuralgie (Trigeminus, glossopharyngicus) je nach Schwere der Anfälle	20–80
Äußere Speichelfistel	10–20
Verlust eines Auges bei voll gebrauchsfähigem anderem Auge	30
Verlust bei herabgesetzter Sehschärfe des anderen Auges um 50%	50
Verlust beider Augen	100
Verlust des Geruchsvermögens, z.B. nach frontobasaler Fraktur mit Beeinträchtigung des Geschmacks	20

November 2000

Berufsausübung

Nach Orbitabodenfrakturen kann es zum Auftreten von Doppelbildern kommen. Berufe mit Fahr- und Steuertätigkeit können dann nicht ausgeführt werden, wenn diese Doppelbilder nicht korrigiert werden können. Dies gilt auch für alle anderen Berufe, in denen die Sehfähigkeit eine Rolle spielt (z. B. Chirurg, Feinmechaniker).

Eingeschränkte Kieferbeweglichkeit kann die Kommunikation stören (Publikumsverkehr, Redner, Telefonist, Sänger). Eine Beeinträchtigung der Stimme bei Läsionen am Zungenbein ist zwar selten, kommt aber vor. Störungen der Ästhetik beeinträchtigen Publikumsverkehr und damit die Ausübung aller Tätigkeiten, in denen das Aussehen eine Rolle spielt.

Geschmacksstörung und Beeinträchtigung des Geruchssinns gelten beispielsweise bei Köchen als Behinderungen.

17 ▮ 01 | 05

Doppelbilder, Behinderungen des Sprechens, des Geschmacks- und Geruchssinns und Entstellungen können die Ausübung einer Reihe verschiedener Berufe unmöglich machen

Sonderfragen im öffentlichen Dienstrecht

Auch hier spielen die gleichen Beeinträchtigungen eine Rolle wie bei der Berufsausübung allgemein.

In den „sprechenden" Berufen ist die Verweisung auf eine andere Tätigkeit zu prüfen (Lehrer, Professor usw.). Beeinträchtigung durch Doppelbilder behindert Polizeibeamte (Schußwaffengebrauch, Wasserpolizei), Feuerwehrleute.

17 ▮ 01 | 06

Prognose

Bei den Unfall- und Verletzungsfolgen sowie angeborenen Fehlbildungen ist stets zu prüfen, inwieweit sie bleibend sind oder korrigiert werden können (s. unter 17.01.09).

17 ▮ 01 | 07

Tumoren

Das Schleimhaut-
melanom hat eine
besonders ungünstige
Prognose

Das Mundhöhlenkarzinom hat eine durchschnittliche 5-Jahresheilung von 50%. Zum Melanom siehe Kapitel 10.01. Zu bemerken ist, dass die Prognose des Schleimhautmelanoms besonders ungünstig ist.

17 ▌ 01 │ 08

Keine Fahrerlaubnis
bei Sehen von
Doppelbildern

Fahreignung

Nach Orbitabodenfraktur ist eine augenärztliche Untersuchung angezeigt (Doppelbilder? Können sie korrigiert werden?). Liegen Doppelbilder vor, ist Fahreignung für beide Gruppen nicht gegeben. In Abhängigkeit von einer postoperativen Heilungsphase, nach Verletzungen, bei Abszessen oder Medikamentennebenwirkungen besteht eventuell eine kurzfristige Einschränkung oder Fahruntauglichkeit.

17 ▌ 01 │ 09

Rehabilitation

Es ist immer wieder zu überprüfen, ob eine Rehabilitation funktioneller und ästhetischer Störungen operativ erfolgen kann, evtl. auch durch Gesichtsprothese.

17 ▌ 01 │ 10

Spezielle Fragestellungen – Arzthaftung

In aller Regel sollte man versuchen vor dem Gang zum Gericht Meinungsverschiedenheiten entweder mit der Krankenkasse zu besprechen oder einer Schlichtungskommission vorzutragen (s. unten).

Klagepartner sind
fast immer Zahnarzt
und Patient

Kommt es zu keiner Einigung, so wird Klage erhoben. Bei 416 Sachverständigengutachten, die in der Zeit von 1970 bis 1994 am Zentrum für Zahn-, Mund- und Kieferheilkunde der Universität Tübingen erstellt wurden (Bergner 1997, Gottschalk 1998, Sigel 1998), waren die Klagepartner fast immer – in 90% der Fälle – Zahnarzt/Patient. In 5% der Fälle waren es Zahnarzt/Krankenkasse,

Kassenzahnärztliche Vereinigung, Versicherung. Sehr selten sind Gutachten im Bereich des Strafrechts (1%).

Meinungsverschiedenheit zwischen Zahnarzt und Patient
Über die Hälfte der Klagen gehen *vom Zahnarzt* aus – in der Regel wegen säumiger Honorarzahlungen.

Bei den Klagen *des Patienten* handelt es sich in aller Regel um die beanstandete prothetische Behandlung (Mängelrügen). An erster Stelle steht dabei ein mangelhafter Sitz (Verankerung, Druckstellen). Mit abnehmender Häufigkeit folgen Klagen über

- Schwierigkeiten beim Kauen; Zahnreihen passen nicht aufeinander (kein Zubiss);
- vermeintliche Fehlbehandlung; es sei ein falscher Zahn beschliffen oder gezogen worden (Vorbehandlung), Patient hat Schmerzen;
- ungenügende Aufklärung über andere mögliche Versorgungen (Alternativen);
- jetzige Prothese entspricht nicht der ursprünglichen Absprache;
- Missempfindungen (Schleimhautbrennen oder Geschmacksirritationen).

Hinsichtlich der *Ästhetik* werden beanstandet:

- Zahnform und -farbe,
- Lippenbild, entstellte Mimik,
- technische Mängel (Verblendung defekt, verfärbt).

Selten wird die Honorarhöhe als Grund für eine Zahlungsweigerung angegeben.

Beanstandungen von Gutachtern und Richtern
Häufig werden Befundunterlagen als unzureichend beanstandet. Oft ist die Dokumentation über Anamnese,

> Am häufigsten beanstanden Patienten mangelhafte prothetische Behandlung

> Von Sachverständigen und Richtern werden häufig Befundunterlagen als unzureichend beanstandet

November 2000

frühere Erkrankungen und prothetische Behandlungen, Zahnbefund, Vitalitätsangaben, Taschentiefe und Röntgenbefund nicht ausreichend. Auch die beabsichtigte Planung, die sich allerdings im Laufe der Behandlung ändern kann, wird oft zu wenig dokumentiert.

Das gilt auch für den voraussichtlichen Kostenvoranschlag und – bei umfangreichen Arbeiten – für Situationsmodelle. Modelle sollten 5 Jahre aufbewahrt werden, Röntgenbilder 10 Jahre.

Sachverständige und Richter beanstanden außerdem häufig eine *mangelhafte Aufklärung des Patienten* über

- Diagnose,
- Alternativen (Prothesenarten),
- Risiken der Behandlung (ev. Nervenschädigung nach Extraktion),
- Dauer der Behandlung,
- voraussichtliche Kosten, einschließlich der Technik. Das endgültige Honorar sollte 20% des Voranschlages nicht überschreiten.

Verhalten vor Gericht

Richter gehen auf die Frage Werkvertrag, § 631 BGB (Garantie des Erfolges bis zu 6 Monaten d.h. die Beanstandung muss innerhalb von 6 Monaten bemerkt und beanstandet werden) oder Dienstvertrag, § 611 BGB (Behandlungsleistung ohne Erfolgsgarantie) immer seltener ein.

In den Vordergrund tritt die Frage, ob zum Zeitpunkt der Protheseneingliederung die Voraussetzung für einen Erfolg der Behandlung nach den Regeln der zahnärztlichen Kunst gegeben war oder ob zu diesem Zeitpunkt der Misserfolg bereits programmiert war.

Nach 6 Monaten kann sich der Zahnarzt nicht mehr auf einen technischen Mangel (Werkvertrag) berufen, den

Mangelhafte Aufklärung des Patienten

Entscheidend ist nicht die Vertragsart, sondern die Wahrscheinlichkeit eines Behandlungserfolgs

er in diesem Zeitraum vom Techniker hätte ausbessern lassen können.

Richter und spezialisierte Anwälte sind in der Regel meist sehr gut auf den Einzelfall vorbereitet. Dem Zahnarzt ist zu raten, die Argumentation dem Anwalt zu überlassen.

Außer in Fällen verweigerter Honorarbegleichung sollte sich der Zahnarzt genau überlegen, ob er vor Gericht geht. Vor diesem Gang ist dringend anzuraten, eine Schlichtungsstelle, von der Kassenzahnärztlichen Vereinigung (Prothetikeinigungsausschuss) oder von der Kammer (Gutachterkommission für Fragen zahnärztlicher Haftung) zu konsultieren. Für den Zahnarzt ist es vorteilhaft, sich auch an seine Versicherung (Berufshaftpflicht) zu wenden. Die Erfahrungen mit den Versicherungen sind gut. Leider wird die Hinzuziehung der Versicherung oft versäumt.

Dasselbe gilt auch für den Patienten, der sich zunächst auch noch an seine Krankenkasse wenden kann.

Besonderes Gewicht vor Gerichten hat die Stellungnahme der „Kommission für Fragen zahnärztlicher Haftung" von der Kammer. Diese Kommission ist auch mit einem Richter besetzt.

In vielen Fällen sind die Empfehlungen und Gutachten dieser Stellen kostenlos und werden später vor Gericht anerkannt. Im Gegensatz dazu haben Privatgutachten, z.B. durch einen befreundeten Zahnarzt, wenig Geltung vor Gericht. Eine Beratung des Anwalts durch einen Dritten (Zahnarzt) kann sehr sinnvoll sein.

Wenn irgend möglich sollte man versuchen eine gerichtliche Auseinandersetzung zu vermeiden.

Vor Gericht sollte der Arzt die Argumentation dem Anwalt überlassen

Berufshaftpflicht versicherung

Empfehlungen der „Kommission für Fragen zahnärztlicher Haftung" von der Kammer können kostenlos sein und vor Gericht anerkannt werden

November 2000

Unerwünschte Ergebnisse
von plastisch-ästhetischen Maßnahmen

Unerwünschte Ergebnisse nach plastisch-ästhetischen Maßnahmen können zum einen objektivierbar sein, zum anderen auf einer subjektiven vom Patienten empfundenen Unzufriedenheit mit dem Erreichten beruhen. Vielfach lassen derartige Patienten mehrfach Eingriffe durchführen und wechseln häufig den Operateur. Unbedachte Äußerungen der Nachbehandler über das Ergebnis einer vorgenommenen Operation lösen mitunter gerichtliche Prozesse aus. Es ist daher bei Wahleingriffen aller Art von besonderer Bedeutung, dass ein Patient über sämtliche Risiken aufgeklärt wird.

Bei Begutachtungen nach *operativen Eingriffen* (Arztfehlergutachten), die vorwiegend zur Beurteilung etwaiger Fehler erfolgen, geht es in erster Linie darum, ob Planung, Durchführung und Nachbehandlung den anerkannten Regeln ärztlicher Kunst entsprechend (lege artis) vorgenommen worden sind.

Es ergibt sich häufig die Frage, ob Komplikationen auf schicksalbedingten Vorgängen (wie z. B. Heilungsstörungen, die das Operationsergebnis beeinträchtigen) beruhen, oder ob der Arzt fahrlässig gehandelt hat. In solchen Fällen prüfen Gerichte in der Regel, ob eine entsprechende Aufklärung des Patienten erfolgt und diese dokumentiert ist. In derartigen Fällen werden immer sämtliche Krankenunterlagen, wie Krankenblatt, Op-Bericht, Röntgenbilder, CT, Kernspintomogramm, prä- und postoperative Fotos eingesehen, dies vor allem bei Wahleingriffen, wie sie z. B. in der ästhetischen Chirurgie vorgenommen werden.

Begutachtungen im Zusammenhang mit *Fehlbildungen* werden durch Krankenversicherungen, Sozialgerichte und

Bei plastisch ästhetischen Maßnahmen ist die Aufklärung des Patienten über Risiken besonders wichtig

Bei Komplikationen erhebt sich stets die Frage, ob der Arzt fahrlässig gehandelt hat

Begutachtung im Zusammenhang mit Fehlbildungen

Gerichte veranlasst. Vielfach geht es hier um die Frage, ob eine durchgeführte Behandlung zur Beseitigung der Fehlbildung angezeigt war. Auch werden hier vielfach aufwendige Zahnbehandlungen (Zahnersatz) überprüft (z. B. notwendig oder nicht, zu aufwendig, Alternativlösungen).

Aufklärung bei Eingriffen im MKG-Bereich

Es gibt verschiedene Möglichkeiten des Vorgehens zur Patientenaufklärung vor Eingriffen im MKG-Bereich. Seit 1981 wird die Stufenaufklärung nach Weissauer (1980, 1981) benutzt, die seit 1994 in Form des DIOMED-Aufklärungs- und Dokumentationssystems für zahnärztlich-chirurgische und MKG-chirurgische Eingriffe zur Verfügung steht. Es enthält zwei Abschnitte. Auf der ersten Stufe erhält der Patient ein Informationsblatt, auf dem in allgemeinverständlicher Form unter Vermeidung medizinischer Fachausdrücke alle Informationen enthalten sind, die für den vorgesehenen Eingriff als wichtig erachtet werden. Sie sollen den Patienten in die Lage versetzen, in dem folgenden Aufklärungsgespräch (zweite Stufe) gezielt Fragen zu stellen.

Aufkärung in zwei Stufen mit Informations- und Dokumentationsteil

Informationsteil und *Dokumentationsteil* des Bogens sind trennbar. Der Informationsteil wird dem Patienten mitgegeben, sodass er jederzeit für ihn wichtige Informationen nachlesen kann. Der Dokumentationsteil kommt in die Krankenakte.

Im allgemeinen Teil des Merkblattes werden die bestehende Erkrankung und die sich daraus ergebende Notwendigkeit zur Operation erklärt. Es folgt die Schilderung des operativen Vorgehens, wobei mit Hilfe von Zeichnungen, die durch Einzeichnen der Schnittführung ergänzt werden können, das Prinzip, nicht aber technische Einzelheiten, dargestellt wird. Dies ermöglicht auch die Be-

43

nutzung des Aufklärungsbogens durch Operateure aus verschiedenen Schulen. Außerdem ist eine Aufklärung über Alternativen erforderlich.

Aufklärung über mögliche Komplikationen

Bei den in Betracht kommenden Komplikationen wird unterschieden zwischen „allgemeinen Risiken", die bei verschiedenen Eingriffen möglich sind – wie Nachblutung oder Wundheilungsstörung – und „eingriffsspezifischen Risiken" und typischen Gefahren. Letztere sind, da es sich vielfach um Dauerschäden handelt, für die Entscheidung des Patienten besonders wichtig. Auch seltene Komplikationen in der Größenordnung von 1–2 müssen hier erwähnt werden.

Zusätzlich werden Fragen zur Anamnese wie z. B. über Herz-Kreislauf-Erkrankungen, Komplikationen nach Lokalanästhesie, Allergie und Blutungsneigung in Form einer Checkliste gestellt.

Das aufklärende Gespräch zwischen Arzt und Patient

Ebenfalls enthalten sind Verhaltensmaßregeln nach dem Eingriff. Gegenstand der zweiten Stufe ist das immer erforderliche Gespräch zwischen Arzt und Patient. Hier kann auch über extrem seltene, im Merkblatt nicht enthaltene oder sich auf Grund des Befundes ergebende Risiken aufgeklärt werden. Der Patient kann anhand der schriftlichen Information selbst entscheiden, was ihm noch wissenswert erscheint. Vielfach fühlt sich der Patient auch bei meist einfacheren Routineeingriffen auf Grund der bisherigen Informationen aufgeklärt, sodass sich weitere Fragen seinerseits erübrigen. Auch eine etwaige Änderung des Vorgehens oder eine Erweiterung des Eingriffs ist in dem Bogen fixiert. Jedoch ist in jedem Fall durch den Arzt zu erfragen, ob weitere Informationen gewünscht werden.

Nach dem Gespräch unterschreiben Arzt und Patient nach Ankreuzen der Einwilligung und dokumentieren damit die Aufklärung.

44

November 2000

Sollte der Patient sich nicht zur Operation entschließen, muss er über die möglichen Nachteile einer Ablehnung informiert werden. Es hat sich bewährt, dem Patienten den Bogen bereits beim ersten Besuch zu übergeben.

Merkblätter für operative Eingriffe im MKG-Bereich
Für chirurgische Standardeingriffe in der Mundhöhle wurden Merkblätter erstellt. Sie umfassen die operativen Eingriffe der zahnärztlichen Chirurgie:

- Weisheitszahnentfernung im Ober- und Unterkiefer,
- Wurzelspitzenamputation,
- Zystenoperation,
- Entfernung eines verlagerten Eckzahns im Oberkiefer,
- Eröffnung eines Abszesses in der Mundhöhle,
- Neueinpflanzung künstlicher Zahnwurzeln (Implantation),
- Entfernung von Speichelsteinen.

Es gibt weitere Bögen für die Kieferhöhlenchirurgie, die Traumatologie (Unterkiefer-, Jochbein-, Mittelgesichtsbrüche), für die aufbauende Kieferkammplastik, die Speicheldrüsenchirurgie, die orthopädische Chirurgie, die Spaltchirurgie, die Tumorchirurgie sowie die ästhetische Chirurgie des Gesichts. Die meisten Standardeingriffe im Mund-, Kiefer- und Gesichtsbereich sind somit abgedeckt (Schwenzer 1995).

Es existieren Merkblätter für eine Vielzahl von MKG-chirurgischen Eingriffen

Für die Behandlung beim Zahnarzt wurde auch ein allgemeiner Informations- und Anamnesebogen entwickelt. Er enthält Hinweise auf alltägliche Behandlungsmaßnahmen und dient gleichzeitig zur Erhebung der Anamnese. Das DIOMED-Aufklärungssystem hat den Vorteil, dass keine Komplikationen vergessen werden, was bei einem nur mündlich geführten Aufklärungsgespräch möglich wäre. Dem Patienten wird der Informationsteil immer ausgehändigt.

17 ▌01 │ 11   Gutachtenbeispiele

Fall 1

Eine Brücke mit drei Anhängergliedern rechts oben 13, 14, 15 war viel zu schwach an den Pfeilerzähnen 11, 12 verankert. Das Anhängerglied war nach wenigen Monaten abgebrochen. Vom Gericht wurden zwei Gutachter beauftragt.

Der vom Zahnarzt erbetene und vom Gericht bestätigte Gutachter hatte sich in mehreren Veröffentlichungen über die Vorteile von Anhängerbrücken ausgesprochen. Allerdings plädierte er dabei für maximal zwei Anhängerglieder bei drei festsitzenden Pfeilern.

Der andere Gutachter, vom Gericht bestellt, lehnte die Art der Befestigung mit drei Anhängergliedern grundsätzlich ab.

Der Richter ging auf die Zahl der Anhängerglieder nicht ein. Die widersprüchlichen Aussagen der Gutachter wurden vom Richter zwar angehört aber wegen „mangelnder" Zuständigkeit (Kompetenzkonflikt) nicht weiter gewürdigt.

Unvollständige Unterlagen und fehlende Aufklärung über Alternativbehandlung

Der Richter prüfte Anhand der Unterlagen den Behandlungsablauf über Befund und Planung, insbesondere auch die Aufklärung des Patienten über Alternativvorschläge. Die Unterlagen waren jedoch unvollständig, d. h. praktisch nicht vorhanden bzw. es fanden sich nur Zahlen auf einem EDV-Auszug, die nicht gedeutet und entziffert werden konnten.

November 2000

Der Hinweis des Zahnarztes, dass der Patient festsitzenden Zahnersatz gewünscht hätte, wurde nicht akzeptiert, da ihm Vorteile einer möglichen Alternativlösung nicht aufgezeigt wurden.

Dem Zahnarzt wurde mangelnde Dokumentation und Aufklärung zur Last gelegt.

Fall 2

Der Unterkiefer des Patienten war mit Brücken, der Oberkiefer mit einer Totalprothese versorgt und die eingegliederten Prothesen mit einer Mundaufnahme einwandfrei dokumentiert worden.

Der Patient klagte über eine zu niedrige Bisshöhe und verlangte wiederholt und nachdrücklich eine Erhöhung der vertikalen Kieferrelation. Zuletzt war die Bisshöhe um 1 cm zu hoch. Der Patient wechselte zu einem anderen Zahnarzt, klagte und es kam zur Verhandlung.

Der vom Gericht beauftragte Gutachter beurteilte die zu hohe Bisslage, ohne allerdings die Vorgeschichte zu berücksichtigen.

Anhand der dokumentierenden Aufnahme konnte gezeigt werden, dass der Zahnarzt zunächst eine korrekte Bisshöhe hergestellt hatte. Dennoch wurde der Zahnarzt mit 1/3 der Kosten belangt, da er wider besseres Wissen dem Drängen des Patienten nachgegeben hatte.

Es kann teuer werden, dem Wunsch des Patienten wider besseres Wissen nachzugeben

Anhang

Muster 1

An das

Landgericht
Betr.: Rechtssache K/Dr. L – AZ xxx

In der Rechtssache K/Dr. L erstatte ich das folgende wissenschaftlich begründete

Fachärztliche Sachverständigengutachten
Das Gutachten stützt sich auf das Studium der Gerichtsakte und eine Untersuchung der Klägerin am 5. Mai 1999 in xxx.

Es soll u. a. zu der Frage Stellung genommen werden, ob ein Behandlungsfehler vorliegt (s. Blatt 67–70 der Gerichtsakte).

Sachverhalt. Am Nachmittag des xxx gegen 17.00 Uhr hat Frau K wegen starker Schmerzen im Unterkiefer rechts den Zahnarzt Dr. L aufgesucht. Der für die Beschwerden ursächliche rechte untere Weisheitszahn wurde nach Anfertigung einer Röntgenaufnahme in örtlicher Betäubung entfernt. Die Injektion erfolgte mit 1,7 ml Ubistesin 4%. Es wurde eine Einmalkanüle 0,4 mm Durchmesser benutzt. Das Ganze habe etwa eine halbe Stunde in Anspruch genommen. Frau K gibt an, Dr. L habe 5-mal eingestochen. Die Lippe sei „taub" gewesen. Nach der Zahnentfernung habe sie zwei Tabletten erhalten und eine davon sofort genommen. Als sie nach Hause gekommen sei, habe sie bemerkt, dass ihr Gesicht rechts schief gewesen sei. Sie habe auch rechts lauter gehört.

Am 30.10.95 hat Frau K ihren Zahnarzt wieder aufgesucht. Es erfolgte die sofortige Überweisung an den Facharzt für MKG-Chirurgie, Herrn Dr. Dr. L, der die Fortsetzung der bereits eingeleiteten neurologischen Behandlung empfahl. Außerdem wurde Frau K bei den Neurologen Dr. A, Dr. K, Dr. M, Dr. S, Dr. P vorstellig.

Fazialisparese nach Weisheitszahnentfernung

Dr. A stellte eine totale Fazialislähmung rechts mit Geschmacksstörungen sowie eine verminderte Tränensekretion rechts fest. Die Diagnose „komplette Fazialisparese rechts" wurde von allen konsultierten Ärzten bestätigt. Die Wundheilung nach der Zahnentfernung verlief komplikationslos. Die Fazialisparese wurde krankengymnastisch behandelt, nachdem durch eingehende neurologische Untersuchungen andere Erkrankungen, die ursächlich in Betracht kamen, ausgeschlossen werden konnten.

Eine am xxx durch den Neurochirurgen und Neuroradiologen Dr. K vorgenommene Untersuchung ergab eine rückläufige Parese mit einer noch vorhandenen Mundastschwäche rechts.

Untersuchungsbefund am xxx. 31jährige Frau in befriedigendem Ernährungs- und Kräftezustand. Haut und sichtbare Schleimhäute gut durchblutet.

Die Sensibilität der Haut wird im Bereich der rechten Gesichtshälfte als leicht herabgesetzt angegeben. Schmerzreize werden seitengleich geäußert. Die Fazialisfunktion ist rechts im Bereich des Mundastes noch deutlich gestört. Der M. buccinatorius („Backenaufblasen") wird rechts nur unvollständig inneriert. Dadurch fällt die Wange rechts deutlich ein. Mundspitzen ist möglich. Beim Lachen entsteht eine Verschmälerung der rechten Lidspalte.

Die übrigen Fazialisäste sind voll funktionstüchtig. Die Tränensekretion ist seitengleich. Die Kiefergelenke lassen bei der Mundöffnung eine normale Vorschub- und Drehbewegung erkennen.

Die Kaumuskulatur ist weich. Nur am rechten Masseteransatz sind leicht druckschmerzhafte Myogelosen zu tasten.

Mundhöhle. Schleimhäute gut durchblutet, feucht. Sensibilität der Zunge normal und seitengleich. Engstand der unteren Frontzähne, Protrusion der oberen Frontzähne. Keine Karies (Abb. 1).

Auf eine Röntgenuntersuchung wurde verzichtet, da auf der am xxx in xxx angefertigten Aufnahme (Orthopan) die kurz nach der Zahnentfernung vorhandene Situation dar-

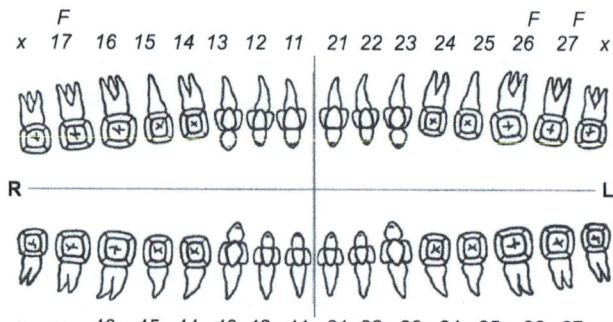

Abb. 1: Zahnstatus. *F* Füllung, *x* fehlt

gestellt ist. Hier ist bei sonst unauffälliger Knochenkontur und Knochenstruktur des Gesichtsskeletts die leere Alveole des entfernten rechten unteren Weisheitszahnes erkennbar.

Skelettbedingte anatomische Anomalien sind im Unterkiefer nicht vorhanden. Der Nervkanal im Unterkiefer ist auf beiden Seiten gut erkennbar und entspricht der Norm in Größe und Verlauf.

Bisherige Begutachtung. Gutachterkommission für Fragen zahnärztlicher Haftung bei der Landeszahnärztekammer xxx.

In diesem Gutachten wird ein Behandlungsfehler verneint. Es wird ein Zusammenhang zwischen Injektion und Fazialislähmung vermutet. Die Möglichkeit eines Kontaktes der Injektionskanüle mit dem Nerven oder eines Blutergusses wird dargelegt.

Leider wurde hier, abgesehen von der Tatsache, dass kein größeres Gefäß in der betroffenen Region verläuft, der neurologische Befund nicht beachtet und somit eine „iatrogene Fazialislähmung" attestiert, die aber – wie später noch auszuführen ist – nicht vorgelegen hat.

Beurteilung. Der N. facialis (Gesichtsnerv) kann auf Grund seines komplexen peripheren Verlaufes an verschiedenen Stellen geschädigt werden. Daraus resultieren unterschiedliche Symptome, aus denen eine genaue lokalisatorische Zuordnung etwaiger Schädigungen möglich ist.

Das Hauptsymptom der Fazialisparese ist die „schlaffe Lähmung der Gesichtsmuskulatur". Das bedeutet, dass auf der betreffenden Seite keine Muskelbewegung möglich ist und die betroffene Gesichtsseite herunterhängt. Als Ursache kommen Verletzungen des Nerven, der sich in der Ohrspeicheldrüse in fünf Äste aufteilt, in Betracht. Auch ein versehentlich im Bereich der Ohrspeicheldrüse, die direkt hinter dem aufsteigenden Unterkieferast liegt, platziertes Lokalanästhetikum kann zu einer peripheren Lähmung einzelner, selten aller Fazialisäste führen. Diese Lähmung bildet sich, sobald das Lokalanästhetikum abgebaut wird, wieder zurück. Dies erfolgt ebenso schnell wie die Wiederkehr des Gefühls nach dem Zahnziehen in örtlicher Betäubung, also etwa nach zwei bis drei Stunden.

In dem vorliegenden Fall haben sich die motorischen Fähigkeiten nach mehr als einem Jahr – Frau K sagt nach fast drei Jahren – zurückgebildet und dies nicht vollständig. Allein diese Tatsache spricht gegen eine „ungewollte lokale anästhesiebedingte Leitungsunterbrechung". Weiterhin ist es schwer erklärbar, dass mit einer Gesamtmenge von 1,7 ml, verteilt auf das Foramen mandibulae (Leitungsanästhesie) sowie die Außen- und Innenseite des Zahnfaches einerseits eine schmerzfreie Extraktion des Zahnes und andererseits eine Totalausschaltung des N. facialis möglich ist.

Neben den typischen Symptomen der peripheren Fazialislähmung wurden allerdings von dem Neurologen, Herrn Dr. A, noch eine Geschmacksstörung der rechten Zungenhälfte und eine verminderte Tränensekretion rechts festgestellt.

Anlässlich meiner Untersuchung gab Frau K noch an, dass sie rechts lauter gehört habe, ein Symptom, das als Hyperakusis bezeichnet wird.

Diese drei Symptome sprechen eindeutig dafür, dass die „Schädigung" des Nerven in seinem Verlauf innerhalb seines im Schädel befindlichen Kanals erfolgt sein muss, also nicht durch die Spritze verursacht werden konnte.

Die Fazialisparese
stellt sich als
idiopathisch heraus
und ist damit
ein unabhängiges
Krankheitsbild

Idiopathische Fazialis-
paresen bilden sich
sehr häufig zurück

Die vorgenannten zusätzlichen Symptome, Störungen der Tränensekretion, des Geschmacks (Ageusie) und des Gehörs (Hyperakusis) sprechen eindeutig für eine sogenannte idiopathische Fazialisparese, die 75% aller Fazialisparesen ausmacht und deren Ursache nach wie vor unklar ist. Pathogenetisch wird eine ödematöse Schwellung und Kompression des Nerven im Nervkanal (Canalis Faloppii) angenommen. Derartige Lähmungen treten u.a. auch bei Virusinfektionen (z.B. Herpes zoster, Schnupfen) auf. Etwa 80% dieser idiopathischen Fazialislähmungen bilden sich vollständig zurück; teilweise bleibende Ausfälle, wie bei Frau K sind jedoch möglich.

Abschließend kann mit an Sicherheit grenzender Wahrscheinlichkeit festgestellt werden, dass die Fazialisparese nicht durch die Lokalanästhesie verursacht werden konnte, da es auf Grund der Anatomie des N. facialis nicht möglich ist, auch die innerhalb des Schädels verlaufenden motorischen, sekretorischen und Geschmacksfasern zu betäuben (N. stapedius – Hören, N. petrosus major – Tränendrüse, Chorda tympani – Geschmack).

Es handelt sich hier also um eine idiopathische Fazialisparese, die nicht auf die Injektion zurückzuführen ist, sondern ein davon unabhängiges Krankheitsbild darstellt.

Es ist denkbar, aber nicht beweisbar, dass das Auftreten dieser idiopathischen Fazialisparese durch die bestehende akute Entzündung an dem rechten unteren Weisheitszahn begünstigt wurde. Soweit aus den verschiedenen Arztberichten zu entnehmen ist, wurde die Fazialisparese lege artis behandelt.

Die Fragen des Gerichtes können somit dahingehend beantwortet werden, dass kein Behandlungsfehler vorlag und die Lähmung als eine mit der Injektion nicht in Zusammenhang stehende Erkrankung zu betrachten ist.

(Unterschrift)

Muster 2

An die
   Berufsgenossenschaft
   Betr.: Ihr Zeichen xxx – vom xxx
   Unfall G, geb. XXX – vom XXX

Auf Ihre Veranlassung erstatte ich über Frau S G das folgende

Mund-Kiefer-Gesichtschirurgische Gutachten
Die Untersuchung erfolgte am XXX in XXX.
   Es soll zu folgenden Fragen Stellung genommen werden:

1   Welche objektiv krankhaften Veränderungen liegen vor?
2   Ist der Hergang, so wie er von uns als der zutreffende angesehen wird, geeignet gewesen, den Körperschaden, wie behauptet und von Ihnen unter Frage 1 festgestellt, herbeizuführen?
3   Falls Frage 2 von Ihnen verneint worden ist, wie müsste – ausgehend vom Körperschaden – der Hergang gewesen sein?
4   Besteht zwischen der zu Grunde zu legenden bzw. anzunehmenden Hergangsschilderung und den objektiv erhobenen Befunden ein ursächlicher Zusammenhang im naturwissenschaftlichen Sinn? (Ggf. bitte eine Alternativbeurteilung vornehmen.)
5   Für welche der Befunde, für die unter Frage 4 ein Zusammenhang bejaht worden ist, liegen konkurrierende Ursachen (z.B. konstitutionelle Faktoren oder Vorschäden) vor?
6   Wenn konkurrierende Ursachen vorliegen:
6.1 Ist es durch das Ereignis erstmalig zu einem manifesten Krankheitsgeschehen gekommen (=Körperschaden im Sinne der Entstehung im medizinischen Sinn)?
6.2 Ist ein vorbestehendes Leiden durch das Ereignis verschlimmert worden; wenn ja, in welchem Umfang?

Fragenkatalog
der beauftragenden
Berufsgenossenschaft

6.3 War der Vorschaden (die krankhafte Anlage) bereits
so weit fortgeschritten, (so leicht ansprechbar), dass
es zur Auslösung der akuten Erscheinungen anlässlich des Ereignisses keiner besonderen, in ihrer Ei-
genart unersetzlichen äußeren Einwirkungen bedurf-
te? Oder mit anderen Worten: Wäre der aus Anlass
des Ereignisses zu Tage getretene Körperschaden
auch durch jede andere alltäglich vorkommende Belastung und damit durch ein beliebig austauschbares
äußeres Ereignis zum gleichen Zeitpunkt verursacht
worden? Hätte dieser Körperschaden in naher Zu-
kunft auch spontan entstehen können?

7 Bis zu welchem Zeitpunkt bestand wegen Unfallfolgen
Arbeitsunfähigkeit und Behandlungsbedürftigkeit?

8 Welche krankhaften Veränderungen sind zusammen-
fassend nach Ihrer Auffassung als Unfallfolge anzuer-
kennen?

9 Wie hoch ist die dadurch bedingte Minderung der Erwerbsfähigkeit ab XXX einzuschätzen?

10 Ist eine Nachuntersuchung erforderlich? Wenn ja, wa-
rum?

11 Sind zu der Herstellung oder Besserung der Erwerbsfähigkeit ärztliche oder berufsfördernde Maßnahmen
erforderlich, ggf. welche?

12 Welche krankhaften Veränderungen sind nach Ihrer
Auffassung unfallunabhängiger Natur?

Unfallhergang und Vorgeschichte. Am xxx wurde Frau G
während ihrer Tätigkeit als Dorfhelferin um 14.00 Uhr
von einem Hund (Mischling) in die rechte Wange gebissen.
Es habe aus drei Wunden geblutet. Der Hausarzt nahm sofort eine Tetanusprophylaxe mit Injektionen von Tetagam
und Tetanol vor. Die Wundbehandlung erfolgte im Krankenhaus xxx und bestand im Anlegen eines Wundverban-
des. Die weitere Behandlung (Verbandwechsel) erfolgte
durch den Hausarzt. Wegen einer entzündlichen Schwellung im Wundgebiet, die als beginnende Gesichtsphlegmo-
ne gedeutet wurde, wurde Frau G vom xxx. bis xxx. im
Krankenhaus xxx mit Antibiotika (Augmentan) und lokalen Spülungen der Wunden behandelt, die daraufhin ver-

Entzündungen,
Schmerzen
und Verspannungen
nach Hundebiss

heilten. Zwei Tage nach der stationären Entlassung klagte die Verletzte über Unwohlsein und verminderte Belastbarkeit. Der konsultierte Heilpraktiker diagnostizierte eine „Allgemeinentzündung" und verordnete ein Medikament, das gut gewirkt habe. Arbeitsunfähigkeit wegen des Unfalls bestand bis xxx.

Seit August 1997 bestanden Schmerzen vor dem linken Ohr. Unter anderem wurde der Zahn 7 im Unterkiefer links entfernt. Im September 1997 wurde im Unterkiefer durch den behandelnden Zahnarzt eine Aufbissschiene eingesetzt, die laufend kontrolliert und auch verändert wird. Zusätzlich seien auch krankengymnastische Behandlungen (Physiotherapie) durchgeführt worden, da Verspannungen in der Gesichtsmuskulatur links vorhanden gewesen seien. Die Schienenbehandlung habe eine Besserung der Beschwerden gebracht. Sie seien jedoch, insbesondere wenn die Schiene nicht getragen wird, noch vorhanden.

Eine am xxx vorgenommene orthopädische Untersuchung ergab „Zeichen einer beginnenden Spondylarthrose" (Dr. B).

Befund am xxx. 38jährige Frau in gutem Ernährungs- und Kräftezustand. Haut und sichtbare Schleimhäute gut durchblutet.

An der rechten Wange erkennt man vor dem rechten Tragus zwei punktförmige Narben. Unterhalb des rechten Ohrläppchens ist eine weitere winkelförmige, in beiden Schenkeln 5 mm lange Narbe zu erkennen. Die Narben sind reizlos und verschieblich. Die Sensibilität der Gesichtshaut ist intakt, ebenso die Fazialisfunktion.

Über dem linken Kiefergelenk und oberen Masseteransatz besteht ein umschriebener Druckschmerz. Ebenso wird auf Druck hinter der Oberkieferzahnreihe ein Druckschmerz geäußert. Bei maximaler Mundöffnung – die unbehindert ist – weicht der Unterkiefer um eine untere Schneidezahnbreite nach links ab. Der linke Gelenkkopf tritt verspätet aus der Pfanne. Vor- und Seitbewegung des Unterkiefers sind unbehindert. Keine Gelenkgeräusche. Die Untersuchung der Mundhöhle lässt reizlose Schleimhautverhältnisse erkennen.

Die Patientin trägt eine Kunststoffaufbissschiene im Unterkiefer (Abb. 2).

Röntgen-Befund. Mitgebrachtes Orthopantomogramm und Schichtaufnahmen beider Kiefergelenke zeigen bei normaler Kontur und Struktur der zur Darstellung gelangten Skelettanteile lediglich eine Verschmälerung des linken Kiefergelenkspaltes bei sonst normaler Konfiguration der Gelenkköpfe.

Beurteilung. Die Bissverletzungen der rechten Wange sind reizlos verheilt. Es bestehen noch drei kaum sichtbare, weder funktionell noch ästhetisch störende Narben.

Die geklagten Beschwerden – Schmerzen linke Wangen-Ohrgegend sind auf eine Funktionsstörung des stomatognathen Systems zurückzuführen (Myoarthropathie), die auch auf die Schienenbehandlung angesprochen hat. Ursächlich kommt hier u.a. die infolge Fehlens der Molaren im Unterkiefer links bestehende Okklusionsstörung (fehlende Abstützung) in Betracht. Zusätzliche psychogene Faktoren wie z.B. beruflicher Stress lassen sich nicht ausschließen. Jedoch ist ein direkter Zusammenhang mit der Verletzung, die auf der Gegenseite der derzeitigen Beschwerden erfolgt ist und das Gelenk nicht verletzt hat, nicht nachvollziehbar.

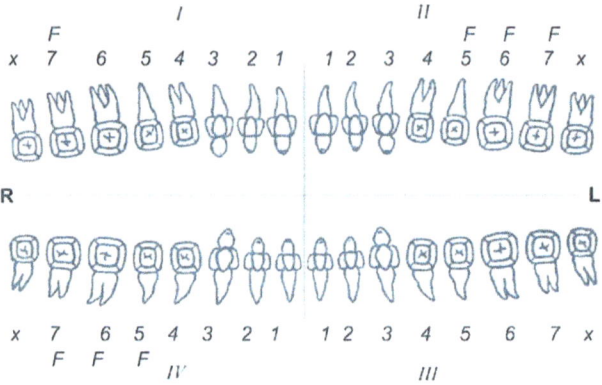

Abb. 2: Zahnstatus. Die Zähne 36 und 37 fehlen. *F* Füllung, *x* fehlt. Es besteht eine Kreuzbisssituation bei 16/46 und 27/38

Die anfangs gestellten Fragen können wie folgt beantwortet werden:

Zu 1 Es bestehen reizlose kleine Narben im ehemaligen Verletzungsbereich (rechte Wange). Weiterhin besteht eine Kiefergelenkfunktionsstörung mit Beschwerden links, die als Myoarthropathie zu bezeichnen ist.

Zu 2 Die Narben der rechten Wange sind einwandfrei Unfallfolgen. Ein direkter Zusammenhang mit den Kiefergelenkbeschwerden auf der Gegenseite besteht meines Erachtens nicht. Es müsste auf der linken Seite zu einer Verletzung des Kaumuskels, gegebenenfalls auch des Gelenkes gekommen sein, was jedoch nicht der Fall war.

Durch den Biss wurden Muskeln und Gelenk nicht verletzt

Die Schilderung des Unfallhergangs (Hundebiss rechte Wange) stimmt mit den erhobenen Befunden an der rechten Wange überein. Hieran besteht kein Zweifel.

Zu 4 Ein direkter Zusammenhang mit den Kiefergelenkbeschwerden auf der Gegenseite ist zu verneinen. Hier sind als begünstigende Faktoren die vorhandene Artikulations- und Okklusionsstörung der Zähne – wie Kreuzbisssituation auf beiden Seiten und fehlende Abstützung im Molarenbereich links zu nennen.

Zu 5 Entfällt

Zu 7 Arbeitsunfähigkeit wegen der Unfallfolgen bestand vom xxx bis xxx.

Zu 8 Krankhafte Veränderungen bestehen jetzt noch in Form von unauffälligen Narben.

Zu 9 Eine MdE besteht nicht.

Zu 10 Eine Nachuntersuchung ist nicht erforderlich.

Zu 11 Nein.

Zu 12 Die Myoarthropathien (Muskel-Gelenkbeschwerden) sind unfallunabhängig, erfordern jedoch noch eine Behandlung.

Es besteht keine MdE auf Grund des Bisses

(Unterschrift)

Literatur

Morgan DH, House LR, Hall WP, Vamvas SJ (1985) Das Kiefergelenk und seine Erkrankungen. Quintessenz, Berlin

Schulte W (1990) Kiefergelenkerkrankungen und Funktionsstörungen. In: Zahn-Mund-Kieferheilkunde, Bd. 2, Hrsg. N. Schwenzer, G. Grimm, 2. Aufl., Thieme, Stuttgart

Muster 3

An das
   Landgericht
   Rechtssache L/Dr. H – AZ xxx

Auf Grund Ihres Schreibens vom 17.11.xx und des Beweis-
beschlusses vom 28.4.xx (Blatt 33/34 d. LG-Akte) haben wir
Herrn L am 17.12.xx in der Klinik für ZMK untersucht.
   Für das Gutachten standen zur Verfügung:

▌ die Akte des Amtsgerichtes M. Blatt 1–38;
▌ die Akte des Landgerichtes M. Blatt 1–49;
▌ von Dr. V eine Röntgenübersichtsaufnahme vom 17.2.xx
   (vor Extraktion von Zahn 17);
▌ von Dr. G eine Röntgenübersichtsaufnahme vom 12.9.xx
   (nach Extraktion des Zahnes 17);
▌ von Dr. P fünf Mundfilme vor und nach Wurzelkanalbe-
   handlungen der Oberkieferfrontzähne (Anfang xx) sowie eine Röntgenübersichtsaufnahme ohne durchgeführte Wurzelbehandlung der Oberkieferfront;
▌ von Herrn L:
   — Heil- und Kostenplan vom 21.4.xx;
   — Honoraraufstellung vom 18.10.xx;
   — Laborrechnung vom 3.10.xx.

Vorgeschichte. Die Vorgeschichte ist bekannt (AG, Blatt
1–4, 20–22, 26–28, 29–30 der Akte).
   Landgericht Blatt 10–13; 14–16 ; 17/18; 33–34 der Akte.
   Danach war Herr L Ende xx in der Behandlung bei
Herrn Dr. H. Am 13.10.xx wurde eine Kombinationsprothe-
se im Oberkiefer eingesetzt. Im rechten Unterkiefer wurde
der Zahn 47 extrahiert.
   Nachdem Herr L Schwierigkeiten mit der eingegliederten Prothese hatte, erfolgt eine Begutachtung durch Herrn
Dr. B am 19.2.xx (Blatt 18 d. LG-Akte), außerdem eine Beurteilung durch den Prothetikeinigungsausschuss vom
6.4.xx (Blatt 23 d. LG-Akte).
   Die Beanstandungen gipfeln in der Empfehlung einer
Neuanfertigung der Oberkieferkronen 13–17, sowie der ab-
nehmbaren Oberkiefermodellgussprothese. Im Unterkie-

Schlecht sitzende
Prothese

November 2000

fer wurde eine Modellgussprothese, die schon früher angefertigt worden war, beibehalten.

Im September xx bekam Herr L starke Schmerzen im
Oberkiefer, die im Januar xx mit einer starken Schwellung der Oberlippe verbunden waren. Da Zahnarzt Dr. H
im Urlaub war, ging Herr L zu Dr. G, der den Zahn 17
entfernte und eine Röntgenübersichtsaufnahme anfertig-
te. Dr. G überwies Herrn L dann zu Dr. P.

Dr. P hat im Januar xx wiederum Röntgenbilder angefertigt und festgestellt, dass in der Oberkieferfront mehrere Zähne beherdet waren. Daraufhin wurden diese Zähne
wurzelkanalbehandelt und das Anhängeglied 15 entfernt.

Befund. Der Patient befindet sich in einem guten Allgemeinzustand. Die Mundöffnung ist frei. Am Kiefergelenk ist links bei der Öffnungsbewegung ein intermediäres
Knacken festzustellen sowie eine leichte Druckschmerzhaftigkeit.

Aktueller Befund

Die Ruhe-Schwebe (Abstandshaltung von Ober- zu Unterkieferzahnreihe in Ruhelage) beträgt weniger als 1 mm,
kann aber noch als normal bezeichnet werden.

Die Muskulatur ist o. B. Die Schleimhäute sind gut
durchblutet. Beim Schließen der Zahnreihen ist kein aus-
geglichener Kontakt der Zahnreihen vorhanden. Dies
hängt jedoch damit zusammen, dass Herr L. im Unterkiefer eine alte Prothese trägt, die keinen ausreichenden Kontakt zu den Oberkieferzähnen aufweist.

Die Zähne sind fest und die Taschentiefen nicht patho-
logisch.

Das ursprünglich angefertigte Zwischenglied 15 fehlt,
außerdem fehlt die Krone des Zahnes 14. Hier ist nur noch
der Stiftaufbau des Zahnes vorhanden.

Die Zähne 13–24 und 16 sind mit Vollkeramikkronen
versehen. Gegenüber der früheren Beschreibung in den
Vorgutachten ist neu, dass die Zähne 13, 12, 11 von palatinal
(gaumenwärts) zwecks Wurzelkanalbehandlung durchbohrt werden mussten (Abb. 3).

Bei der Prothese im Oberkiefer handelt es sich um eine
Modellgussprothese mit einem Freiendsattel oben links für
den Ersatz der Zähne 25, 26, 27 und einem Gaumenbügel,

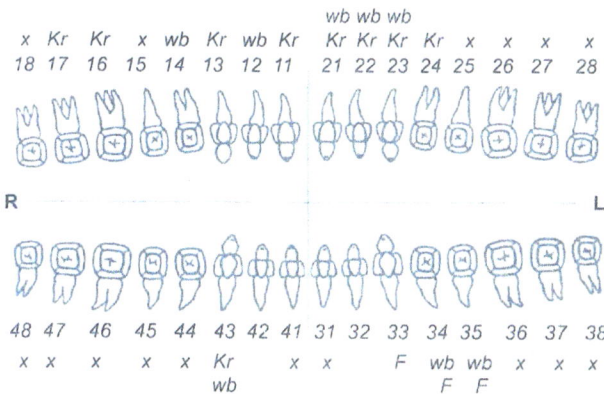

					wb	wb	wb								
x	Kr	Kr	x	wb	Kr	wb	Kr	Kr	Kr	Kr	Kr	x	x	x	x
18	17	16	15	14	13	12	11	21	22	23	24	25	26	27	28

R ———————————————————————————————— L

48	47	46	45	44	43	42	41	31	32	33	34	35	36	37	38
x	x	x	x	x	Kr	x	x		F	wb	wb	x	x	x
					wb				F	F				

Abb. 3: Zahnstatus. *F* Füllung, *x* fehlt, *Kr* = Krone, *wb* wurzelkanalbehandelt

der ursprünglich auf dem Zahn 16 abgestützt war. Die Modellgussprothese wird jedoch nicht mehr getragen weil kein Halt mehr vorhanden ist.

Der Patient bringt auch eine Aufbissschiene mit, vermutlich von Herrn Dr. H angefertigt, die jedoch nicht mehr auf die Unterkieferzahnreihe passt.

Röntgenbilder. Auf der Übersichtsaufnahme von Dr. V vom 17.2.xx sind deutlich die beherdeten Zähne 14 und 43 zu erkennen, die später wurzelkanalbehandelt wurden. Die Zähne 16, 17 sind stark gefüllt, beim Zahn 17 ist ein kariöser Defekt zu vermuten. Bei Zahn 47 (Unterkiefer rechts) sieht man an der hinteren Wurzel eine überpresste Wurzelfüllung. Eine entzündliche Veränderung an der Wurzelspitze ist auf dieser Aufnahme nicht zu erkennen, allenfalls zu vermuten. Eine Röntgenübersichtsaufnahme zeichnet die Verhältnisse nicht so deutlich wie eine einzelne Mundaufnahme.

Die Frontzähne im Oberkiefer zeigen auf diesem Röntgenbild noch keine Schäden. Auf der Röntgenübersichtsaufnahme von Dr. G vom 12.9.xx fehlt der Zahn 17.

Deutliche Veränderungen an den Oberkieferfrontzähnen sind jedoch bei den Mundfilmen von Dr. P , vermutlich Anfang xx, zu erkennen. Die Zähne wurden auch später wurzelkanalbehandelt.

Klagepunkte
des Patienten

Angaben des Patienten. Herr L beanstandet im Wesentlichen, dass die Zähne in der Oberkieferfront zu stark beschliffen worden seien und zunächst kälteempfindlich waren. Danach sei eine Entzündung der Zähne in der Front entstanden und eine Behandlung der geschädigten Wurzeln sei notwendig geworden.

Die Backenzähne 16 und 17 hätte er nicht überkront haben wollen, dies sei auch im Plan nicht vorgesehen gewesen. Der Zahn 47 sei völlig gesund und schmerzfrei gewesen und sei unnötig gezogen worden.

Unter dem Anhängerglied 15 seien immer Speisereste hängen geblieben und dadurch sei ein unangenehmer Geruch und Geschmack entstanden. Zum Unterkiefer habe er keinen richtigen Zahnkontakt.

Es ist Stellung zu nehmen zu den Fragen des Gerichtes: (Blatt 33–34 der LG-Akte)

Der Kläger behauptet, der Beklagte, als sein behandelnder Zahnarzt habe im Rahmen der zahnprothetischen Behandlung des Klägers im Oberkiefer im Jahre xx (Eingliederung eines kombinierten Zahnersatzes im Oberkiefer) unnötigerweise den hintersten rechten unteren Backenzahn (laut Angabe des Klägers Zahn 47) gezogen, obgleich dieser Zahn absolut gesund gewesen sei und als Stütze für die Prothese hätte verwendet werden können.

Der Kläger behauptet weiterhin, der Beklagte habe seine Vorderzähne übermäßig stark abgeschliffen (untere Zahnreihe bis zu einer Stärke von 2 mm) und sämtliche Kronen falsch angebracht. Dadurch leide er erhebliche Schmerzen, insbesondere beim Zusammenbeißen der Zähne und bei der Berührung mit Kälte oder Wärme.

Erstens. Der Zahn 47 im rechten Unterkiefer war nicht „absolut" gesund. Der Zahn hatte eine große Füllung und zeigte auf dem Röntgenbild von Dr. V vom 17.2.xx eine Wurzelfüllung. Herr L konnte sich nicht an diese Wurzelkanalfüllung erinnern, sodass angenommen werden kann, dass die Wurzelkanalbehandlung schon Jahre zurück liegt. Die Wurzelfüllung der hinteren Wurzel ist um 1 mm^2 überpresst. Die vordere Wurzel war wahrscheinlich nicht bis zur Spitze gefüllt.

Wie bereits bemerkt ist eine Übersichtsaufnahme für eine exakte Beurteilung der Wurzelverhältnisse nicht ausreichend. Eine Mundaufnahme dieses einzelnen Zahns hätte
Auskunft geben können, ob an der Wurzelspitze der hinteren Wurzel eine Entzündung vorgelegen hat und ob die
vordere Wurzel tatsächlich nicht ganz abgefüllt ist.

Auf der Übersichtsaufnahme kann dies allenfalls vermutet werden.

Die Wurzeln selbst sind fest im Knochen verankert.
Nachdem der Patient keinerlei Schmerzen hatte und der
Zahn fest war, bestand zu diesem Zeitpunkt sehr wahrscheinlich keine Notwendigkeit den Zahn zu ziehen.

Es muss allerdings gesagt werden, dass die spätere
Einbeziehung dieses Zahnes nicht lege artis gewesen wäre, wegen seiner Vorschädigung. Da hierfür aber keine
Planung vorliegt, hätte dieser Zahn zunächst auch als
Pfeiler für eine Klammerprothese im Unterkiefer dienen
können. Bei auftretenden Schmerzen und einer späteren
Extraktion wäre die Prothese durch einfache Reparatur
weiter zu verwenden gewesen.

Die Entscheidung zur Extraktion liegt in einem solchen Fall im Ermessen des Zahnarztes.

Zweitens. Herr L beklagt das zu starke Beschleifen der
Oberkieferfrontzähne. Im Beweisbeschluss wird von der
unteren Zahnreihe gesprochen (Blatt 33 d. LG-Akte), was
aber sicherlich nicht zutrifft.

Ob die Zähne zu stark beschliffen worden sind und ob
dadurch die Zähne geschädigt wurden und wurzelkanalbehandelt werden mussten, kann heute ohne Entfernung
der Kronen nicht mehr beurteilt werden. Hier hätte ein
Modell der beschliffenen Stümpfe (Technikermodell)
Aufklärung gebracht.

Dass zunächst ein Temperaturreiz an den beschliffenen Zähnen vorhanden war, ist einsichtig und nicht au
ßergewöhnlich. Was die Zähne 16, 17 anbetrifft, so waren
sie zu Beginn der Behandlung bereits stark gefüllt, au
ßerdem bestand zumindest bei 17 mesial (nach vorne)
ein Kariesdefekt. Die Überkronung war sicherlich angezeigt und auch im Heil- und Kostenplan angeführt.

Der gezogene Zahn
war wurzelkanal-
behandelt

Nachträglich kann
nicht beurteilt
werden, ob die Zähne
zu stark beschliffen
wurden

Nach der Wurzelbehandlung der Oberkieferfrontzähne dürften, zumindest an diesen Zähnen, keine Kälte- und Wärmereize mehr möglich gewesen sein. Die Schmerzen beim Zusammenbeißen hängen sehr wahrscheinlich mit der unausgeglichenen Okklusion der Zahnreihen, d.h. mit der ungleichen Belastung einzelner Zähne zusammen. Mit der Versorgung des Unterkiefers werden diese Beschwerden (bei Belastung) sehr wahrscheinlich abklingen.

Abschließende Bemerkung. Wie im Bericht des Prothetikeinigungsausschusses empfohlen, sollten die Kronen 13–16 erneuert werden. Da die Kronen in der Front durch die Wurzelbehandlung durchbohrt werden mussten, ist dadurch eine Wertminderung dieser Kronen eingetreten. Es ist zu erwägen, ob nicht auch sämtliche Kronen in der Front erneuert werden sollten; es ist aber nicht unbedingt erforderlich.

Herr Dr. H hat sich zwar bereit erklärt eine Nachbesserung der Oberkieferversorgung vorzunehmen, aber erst nach Anfertigung eines Zahnersatzes im Unterkiefer (Blatt 25 de. LG-Akte). Dies ist verständlich und richtig.

Dazu ist aber Herr L (verständlicherweise) nicht bereit, so dass die Versorgung durch einen anderen Zahnarzt erfolgen sollte.

Bei der Neuanfertigung der Kronen 16 sollte man auf eine Vollkeramikverblendung verzichten.

Die baldige Versorgung der Unterkieferzahnreihe ist dringend notwendig.

(Unterschrift)

Nach Versorgung der Unterkieferzahnreihe muss die Oberkieferversorgung nachgebessert werden

Literatur

Anvari L (1995) Forensische Aspekte in der Mund-Kiefer-Gesichtschirurgie. Med. Diss. Tübingen

Bergner J (1997) Zahnärztliche Gutachten nach prothetischer Rehabilitation – Analyse im Untersuchungszeitraum 1982 – 1992. Med. Dissertation

Gottschalk J (1998) Versorgung mit herausnehmbaren Zahnersatz – Eine Untersuchung von Sachverständigengutachten aus dem Zeitraum von 1970–1994. Med. Dissertation

Günther H (1982) Zahnarzt, Recht und Risiko. Hanser, München

Mallach HJ, Schlenker G, Weiser A (1993) Ärztliche Kunstfehler. Gustav Fischer, Stuttgart, Jena, New York

Schwenzer N (1985) Stufenaufklärung in der Mund-Kiefer-Gesichtschirurgie. In: Schwenzer N (Hrsg) Fortschritte der Kiefer- und Gesichts-Chirurgie. Thieme, Stuttgart, 30

Sigel K (1998) Festsitzender Zahnersatz als Gegenstand von Sachverständigengutachten – Eine Untersuchung des Zeitraumes 1970–1994. Med. Dissertation

Weissauer W (1981) Das Konzept einer Stufenaufklärung. In: Hymmen R, Ritter U (Hrsg) Behandlungsfehler, Haftung des operativ tätigen Arztes. Perimed, Erlangen

Weissauer W (1980) Die Problematik der ärztlichen Aufklärungspflicht. Arzt im Krankenhaus 5:284

November 2000

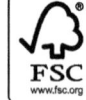

MIX
Papier aus verantwortungsvollen Quellen
Paper from responsible sources
FSC® C105338

If you have any concerns about our products,
you can contact us on
ProductSafety@springernature.com

In case Publisher is established outside the EU,
the EU authorized representative is:
**Springer Nature Customer Service Center GmbH
Europaplatz 3, 69115 Heidelberg, Germany**

Printed by Libri Plureos GmbH
in Hamburg, Germany